日本エム・イー学会編
ME 教科書シリーズ　B-2

# 呼 吸 と 代 謝

医学博士　小野　功一　著

コロナ社

日本エム・イー学会
教科書編纂委員会

委員長　佐藤　俊輔（大阪大学）
委　員　稲田　紘（東京大学）
（五十音順）
　　　　金井　寛（上智大学）
　　　　神谷　瞭（日本大学）
　　　　北畠　顕（北海道大学）
　　　　楠岡　英雄（国立大阪病院）
　　　　戸川　達男（東京医科歯科大学）
　　　　鳥脇純一郎（名古屋大学）
　　　　野瀬　善明（九州大学）
　　　　半田　康延（東北大学）

（所属は編纂当時のものによる）

# 刊行のことば

　医療は理工学領域で開発された技術を導入し，めざましい発展をとげた。いまから100年ほど前1895年に，レントゲンによって発見されたX線は人体内部の透視に応用され診断に大いに役立った。1900年代にはいってハンス・ベルガーは人の頭皮上で脳の電気現象が記録できることを発見した。これらは20世紀の医療の性格を象徴する発見であった。さらに生体材料の開発，X線CTやMRIなどの計測・診断機器や，各種治療機器の導入により，診断や治療技術は急激な発展をとげた。医療はME機器の支援なくしては成立しえない状況にある。理工学でも医学から発掘されたテーマが重要な研究対象になってきている。この分野には新技術のシーズが豊富なことが認識されてきたのである。

　日本エム・イー学会設立に時を同じくして，大学でも医用生体工学の教育や研究がさかんになってきた。最近になって，理工系学部・大学院を中心に，医用生体工学を専門とする専攻や学科が設立されはじめた。これらの学部，学科や大学院専攻で行われている教育・研究は医学部での工学技術の教育とともに，MEの将来を支える人材を育成し，技術を開発するために極めて重要である。

　日本エム・イー学会では，教育の一貫として，臨床工学技士のための教科書として「臨床工学シリーズ」を監修し，コロナ社から刊行中である。ところが，理工系大学あるいは医学部の学部，大学院の学生向けのMEに関する適当な参考書や教科書は，以前コロナ社から刊行された「ME選書」や「医用工学シリーズ」を除けば皆無である。それらもすでに品切れになって入手できないものや，または内容が古くなっているものもある。大学・大学院の教育の現場では，適切なMEの教科書がないために，教官が経験から講義や演習をしている状態である。日本エム・イー学会の教育委員会が同評議員に対して行った講義に関するアンケートからも，横断的かつ基礎的な教科と，最新の発展に関する部分とを適当にミックスした教科書シリーズの編纂が期待されている。この期待に応えるために日本エム・イー学会では，教科書シリーズを編纂することになった。

　この教科書シリーズは全37巻程度からなるが，大きく分けて

　　　生体計測関係（5巻）
　　　生体システム・バイオメカニクス関係（8巻）
　　　生体情報処理関係（4巻）
　　　医用画像関係（6巻）
　　　生体物性・材料，機能代行関係（8巻）
　　　医療機器・情報システム関係（6巻）

からなる。各巻とも基礎から最近の研究の状況までを簡潔に教科書としてまとめたもので，大学高学年から大学院修士課程での半期（半年）の講義で教える程度の内容にしてある。もちろん，参考

書としても使える．内容はなるべく視覚的に理解できるようにつとめた．この企画は，現時点でのME教育あるいは学習に必要な内容を網羅するようにつとめた結果であり，国際的にみてもこれに匹敵するものはない．できるだけ多くの教育の現場で使っていただければ幸いである．

1999年3月

日本エム・イー学会教科書編纂委員会

# まえがき

　ヒトのからだは，細胞が集団生活をする細胞社会である。細胞は体液という水の中で生活し，一方，細胞の集団であるヒトの個体は空気の中で生活する。ヒトという一つの生命体は，水の世界と，空気の世界という異質の世界を同時に生きるという離れ業をやってのける。

　水中生活と空中生活とは肺をインタフェースとして融合し，二つの世界が統合されるのは，酸素を共通の言語として用いているからである。細胞というシステムが酸素を電子受容体として採用する過程が質を変えることなく規模を拡大し，ヒトという大規模システムに発展した。このように考えると，システムの活動環境を内部と外部という区別をつけなくてもよいことになる。

　したがって，本書は，細胞の代謝活動，すなわち細胞呼吸を主とし，それを補う呼吸器による活動，すなわち外呼吸を従とする構造となっている。一般に呼吸器の教科書といえば肺疾患の記述や呼吸機能の検査についての詳細が中心となっていることが多い。そういう観点からすれば，本書は異質であるかもしれない。

　内容についていえば，理学，工学を専攻する研究者や学生が読んで理解しやすいように心がけてある。その理由は中学・高校，大学の教養過程を通じて学ぶ理学の水準は非常に高く，大学の専門課程の学問領域に容易に進むことができる。しかし，生物や医学についての教育は専門課程以外ではまったくといってよいほどそれに触れることはない。したがってメディカルエレクトロニクスを学ぶ多くの読者にとって医学の話題はまったく新しい領域といってよい。医学者にとって当然の知識も，理工学者には，理解しがたい分野である。

　しかし，周知のように現代の科学は生命科学の方向に多く傾いている。細胞，DNA，免疫，脳神経科学などが目をみはるほどの早さでわれわれの生活に接近しつつある。このような現状を考えるとき，本書を提供することは時宜にかなっていることかもしれない。

　今年はシドニーでオリンピックが開かれる。オリンピックといえば，マラソンが話題の中心になる。1896年に近代オリンピックが復活した当時の所要走行時間は3時間に近かった。それがいまでは，2時間10分以内に短縮している。なぜこのような記録が達成されたのであろうか。初期のころの記録更新は走り込むことによって筋肉が発達し，そのために好成績が得られるようになった。しかし最近は事情がまったく異なる。それは練習方法の違いに現れている。すなわち，高地に練習場所を求める方法である。標高2000m以上の高地では大気が薄く酸素が少ない。それを補うように赤血球増加が起こる。その結果，筋肉は十分な酸素を得て好成績が出るのである。このような着想は呼吸器についての本質的な理解があって初めて生まれるものである。

　またヒトは長い人生の間に大気汚染にさらされ，喫煙の習慣に親しみ，結局呼吸器に負担を与えてしまう。その結果，COPDといわれる気道閉塞が発生する。非検者に苦痛を与えることなく気

道閉塞の程度を評価するには，ボデープレチスモグラフ法がよい．しかし，本法にも欠点はある．それは外気と体温との温度差によって，生まれる誤差である．しかし，この誤差は，コンピュータを用いることによって容易に取り除くことができる．ヒトの呼吸運動もコンピュータ上に容易に再現することができる．本書ではパーソナルコンピュータを用いてこれらの問題についても検討を行ってある．

　このような理由で，本書を理工系の研究者や，スポーツ科学に従事する人に贈りたい．

2000年9月

小野　功一

# 目　　　次

## 1. 序論―実験科学の台頭

## 2. システム

2.1 システム ………………………………………………………………………… 5
2.2 分権化と統合 …………………………………………………………………… 7

## 3. 細胞呼吸

3.1 呼吸の代謝的側面 ……………………………………………………………… 10
3.2 原核細胞の呼吸 ………………………………………………………………… 18
　3.2.1 構　　造 ……………………………………………………………………… 18
　3.2.2 代　　謝 ……………………………………………………………………… 23
3.3 真核細胞の呼吸 ………………………………………………………………… 25
　3.3.1 構　　造 ……………………………………………………………………… 25
　3.3.2 代　　謝 ……………………………………………………………………… 29
3.4 自由エネルギー ………………………………………………………………… 36

## 4. 内部環境

4.1 輸　送　系 ……………………………………………………………………… 39
　4.1.1 輸　送　系 …………………………………………………………………… 39
　4.1.2 体　　液 ……………………………………………………………………… 41
4.2 水素イオン濃度 ………………………………………………………………… 44
　4.2.1 水素イオン濃度 pH ………………………………………………………… 45
　4.2.2 弱　　酸 ……………………………………………………………………… 46
　4.2.3 両性イオン …………………………………………………………………… 50
　4.2.4 水素イオン濃度の乱れ ……………………………………………………… 51
4.3 ガスの運搬 ……………………………………………………………………… 53

4.3.1　分　　圧 ………………………………………………………… 53
　4.3.2　炭酸ガス運搬 ……………………………………………………… 56
　4.3.3　酸 素 運 搬 ………………………………………………………… 58
　4.3.4　血液ガスの測定 …………………………………………………… 60

## 5. 外　呼　吸

5.1　肺 の 形 成 ……………………………………………………………… 63
5.2　形　　　　態 …………………………………………………………… 64
　5.2.1　気 道 系 …………………………………………………………… 65
　5.2.2　呼 吸 実 質 ………………………………………………………… 66
　5.2.3　肺の脈管系 ………………………………………………………… 67
5.3　換　　　　気 …………………………………………………………… 70
　5.3.1　肺 胞 気 …………………………………………………………… 71
　5.3.2　肺 胞 気 式 ………………………………………………………… 73
　5.3.3　肺胞換気量血流比 ………………………………………………… 75
　5.3.4　肺胞におけるガス交換の実際 …………………………………… 78

## 6. 肺のメカニクス

6.1　気 道 抵 抗 ……………………………………………………………… 81
　6.1.1　ボデープレチスモグラフ法 ……………………………………… 82
　6.1.2　計　　測 …………………………………………………………… 93
　6.1.3　成　　績 …………………………………………………………… 95
　6.1.4　異常気道抵抗軌跡 ………………………………………………… 99
6.2　肺の理論モデル ………………………………………………………… 103
　6.2.1　モデルの数学的記述 ……………………………………………… 103
　6.2.2　成　　績 …………………………………………………………… 107

## 7. システムの破綻

**引用・参考文献** ……………………………………………………………… 115
**あとがき** …………………………………………………………………… 119
**索　引** ……………………………………………………………………… 121

# 1 序論―実験科学の台頭

　科学が誕生するときに大きな生みの力となったものの一つは，権威に依存するという中世の伝統を打ち破り，自由になりたいという強い願望であった。

　科学と呼ばれている学問の根は深く浸潤していて，先端は太古にまでさかのぼることができる。しかし，厳密な意味での科学は，驚くほど近年になってから発達したものである。

　学問の分野は現代でこそ明確に分けられているが，近代科学の基礎が築かれた当時は，たがいに融合し，漠然とした知識の集合として存在し，自然に対する洞察という観点から「宗教」と対峙するという立場で分けられていたにすぎない。

　アレキサンドリアのヒッパルコス（Hipparchos, 190～125 B. C.）やプトレマイオス（Ptolemaios, Claudios）を含む"知識を愛する人々"（philosopher）が，惑星の運動を数学的に体系化しようと試みたのは紀元が始まるころのことであった。そしてプトレマイオスの体系が最も妥当な出発点として人々の評価を得ることになった。

　プトレマイオスの体系では地球を中心として，その周りに太陽と惑星を配置した。この体系では天体の軌道は円運動を基礎としていたため，複雑な数学的記述が要求されていた。しかし，地球を中心に配置したという点で宗教家たちによって好意的な評価を受けていた。

　プトレマイオスの体系を整然と説明するには数学的に複雑な技術が要求されるために，いくつかの代案が提示されていた。結局，コペルニクス（Copernicus, Nicolaus, 1473～1543）の体系がこれに取って代わることになる。これはプトレマイオスの体系における地球の位置と太陽の位置を入れ替えて体系を単純化しようとするものであった。

　ティコ・ブラーエ（Tycho Brahe, 1546～1601）は眼視観測の水準を高め，星表を1′角以下の精度で完成させていた。この観測記録は弟子のケプラー（Kepler, Johannes, 1571～1631）に遺贈され，惑星運動の法則に結実した。これは惑星軌道について初めて正しい原理を確立したものである。しかし，ケプラーにとって不幸なことは，彼の記述が神秘的な思弁に満ち，難解な形而上学に彩られていたために，一般にはあまり敷衍されることはなかったということである。

　しかし，究極的にはケプラーに最大の味方となる発見がガリレオ（Galilei,

Galileo, 1564〜1642）によってもたらされた。彼はオランダの眼鏡職人リッパーシー（Lippershey, Hans）による望遠鏡の完成に触発されて自作した望遠鏡をパドバの夜空に向けた。観測の成果は「天界の報告」(1610) に発表され，多くの新発見が記載されている。

　ガリレオの発見は他の多くの天文学者の観測によって検証され，天文学の観測成果は蓄積されていった。しかし，理論の分野における発展はほとんどなかった。1616年コペルニクスの著書が禁書になり，1632年ガリレオが「天文学対話」によってローマに幽閉される事件などがあって，カトリック教徒の間で太陽中心説に反対する雰囲気が醸成されていった。

　このような環境の中で，ケプラーは惑星運動の研究を続けていた。それは惑星がどのような力によって運動をするかという問題であった。彼の得た答は「アニマ：モトリクス（駆動霊）」という神秘的な原動力であった。これは彼の限界を示すと同時に，当時の数学の扱いえた範囲を示している。

　この問題を解くにはニュートン（Newton, Isaac, 1642〜1727）の登場を待たなくてはならない。彼の解は「プリンキピア（Principia），」(1687) に発表された。「宇宙体系について」と題されたプリンキピア第3巻で，ニュートンは惑星の運動はすべてケプラーの法則に従うことを帰納法によって示した。さらにこの法則を太陽系に拡張して，ケプラーとコペルニクスの結論を検証し，万有引力の法則を確立した。ニュートンの思想は数学者たちに受け継がれ，さらに発展した。

　たがいに相互作用する三つの物体の運動は一般的な形では解けないことは今日知られているが，この問題の近似的な解法はオイラー（Euler, Leonhard, 1707〜1783）によって示された。三体問題の解答は「月の運動理論」(1753) の中で発表された。月の運動の説明を難しくしているのは月の秤動運動である。

　この問題の解法に接近しえた学者の一人がラグランジェ（Lagrange, Joseph Louis, 1736〜1813）であった。彼の数学上の技法はラプラス（Laplace, Pierre S., 1749〜1827）によって飛躍的に発展された。ラプラスはオイラーとラグランジェの研究を拡張して，惑星軌道の傾斜と離心率が狭い範囲でしか変化できないことを証明した。ニュートンからオイラー，ラグランジェ，ラプラスへとつながる理論の連鎖は現代科学の一つの巨峰，サイバネティクスの論理をその根幹で支えている。制御工学の華，最適制御理論の基礎は彼らによって築き上げられたといっても過言ではない。

　生物学の思考に大転換をもたらした血液の循環という概念はイギリスの医師ハーベイ（Harvey, William, 1578〜1657）によって樹立された。彼が1628年に出版したラテン語の小冊子「Exercitatio de motu cordis et sanguinis in animalibus」は古今医学で最大の著書といわれる〔初版本は羊皮紙の表紙で，わが国では（財）労働科学研究所に所属するゲッチンゲン医学史文庫に納められている。邦訳「動物における心臓および血液の運動」は岩波文庫で出版されていたが，今は絶版になっ

ている。優れた英訳には Leake, C. D.：The historical development of cardiovascular physiology in handbook of Physiology, sect 2 circulation, vol. 1, p. 11, American Physiological Society, Washington D. C. (1962)がある〕。この書の中で彼は心臓の働きと血液の循環という明確な概念を示した。末梢から心臓に戻ってきた血液は肺に送り込まれ，再び心臓に戻って大血管に送り出されて全身を回ることを明らかにした。

　しかし，ハーベイは血液循環の経路を観察によって完全に証明したわけではない。顕微鏡はオランダのヤンセン（Jansen, Zachrias）によって1600年ごろすでに発見されていたが，生物学の分野ではまだ役立つとは考えられていなかった。ハーベイは毛細管の実在を理論から演繹した。

　顕微鏡によって肺毛細管を観察したのはマルピーギ（Malpigi, Marcello, 1628〜1694）であった。著書「De pulmonibus observations anatomic ue., B. Ferronius Bolognd」によって血液循環の理論が完成したのである。ハーベイの業績はガレノス（Galenus, Claudius，130〜201）の時代以来1500年以上もの間，医学を支配していた考えを退けることになった。すなわち，腸で吸収された食物が肝臓で血液となり，その大部分は肺の栄養となり一部は右心と左心の間にある目に見えない孔を通って左心にいき，ここで肺からきた「気」と一緒になって「生気」となるというガレノスとその一派が永遠の真理といっていた信仰のような論理は，ハーベイによって打ち破られることになった。しかしハーベイの栄誉は，顕微鏡を発見したヤンセン，毛細管を発見してハーベイの理論を実証したマルピーギと分かち合われるべきであろう。

　なぜハーベイに至って血液の循環が発見されたのであろうか。一つは時代の到来であり，一つは科学の領域間に密な相互関係が成立するような社会的土壌が形成されてきたからである。このような雰囲気の中で機械論的な実験生理学の思想が台頭してきた。それは，ボイル（Boyle, Robert，1627〜1691，図1.1）らのロンドン

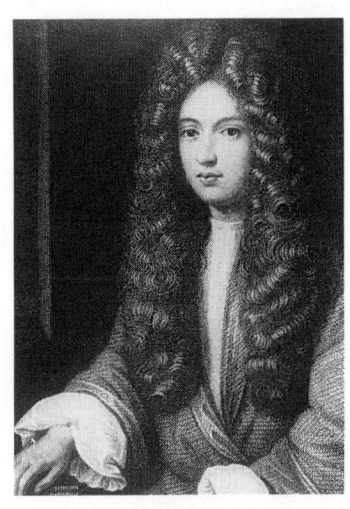

Hook R. を助手として行った真空ポンプの改良，ボイルの法則の発見（$RV=P'V'=K'$），燃焼に関する研究を行い，燃焼はある物質に空気中の成分が結合すると考えた。
「懐疑的化学者」で，それまでの伝統的な学問を批判し，元素の概念を提案した。

図1.1　Boyle, R. (1627-1691)
　　　（オーストリア国立グラーツ大学所蔵）

王立協会の研究者たちによって開花することになった。その中の一つに肺臓の研究がある。肺臓の働きの説明としては古くからつぎのような考えがあった。つまり肺臓は心臓の熱を冷却する器官で，空気中の精気を血液内に取り込むための器官であるというものであった。ボイルは呼吸の本質についての実験的な究明によって空気中の有効成分が呼吸を通じて生物に与えられるということを明らかにした。しかし，この時代はニュートン思想がヨーロッパを席巻していたために，呼吸の研究もその影響から免れることはなかった。

体熱発生の研究も力学的見地から接近しようとするという気運が高まった。さらにラヴォアジェ（Lavoisier, A. L., 図1.2）は，1772年以来，燃焼が酸化であるという考え方に到達した。つまり，リンや金属の燃焼実験を行い，燃焼前後の重量測定に基づいて重量増加の原因は金属への空気の吸収であると推定した。そして，空気から金属へ吸収される物質が空気を構成する要素の一つであると考え，これを酸素と名付けた（oxigenとはoxi：すっぱいもの＋generate：形成する，という意味である）。彼は1777年以後，動物の呼吸について本格的な研究に取り掛かった。そして呼吸は燃焼過程と本質的には同一と考えるようになった。

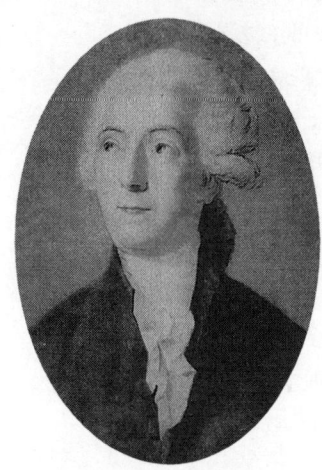

フランスの化学者。マザラン大学で法律を学び弁護士となる。しかし，自然科学に対する情熱が強く，自宅に化学実験室をつくり研究に没頭した。酸化現象としての燃焼理論を確立。「化学入門（1789）」で質量不変の法則を提唱し，元素特に酸素の概念を明らかにした。
33の元素表をつくり，水の組成や密度を精密に測定。当時ヨーロッパ随一の化学者としての地位を確立した。フランス革命で断頭台に消えた。

図1.2　Lavoisier, A. L. (1743〜1774)
（オーストリア国立グラーツ大学所蔵）

1780年，彼はラプラスと共同で研究を行い，呼吸においても燃焼においても発生する熱量は消費される空気の量と深い関係があることを明らかにした。こうして呼吸の本体が究明され，それが無機的な科学変化にすぎないことを明らかにした。しかし，生体内で燃焼を可能にする機序の解明は酸素についての研究が確立するまで待たなければならなかった。

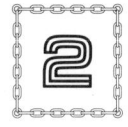

# システム

　システムという概念は system という言葉とともに輸入され，そのまま使われ定着した。system という言葉に対応する日本語は，体系，系統，組織，機構，制度，方式…など多数あるが，やはりシステムという言葉をそのまま使うのがよいであろう。本書では，システムとは多くの要素が，ある目的のために整然と秩序付けられて統合されている集合体であると定義して使うことにしよう。

## 2.1 システム

　システムを構成する要素をサブシステム（subsystem）という。システムが目標を達成するために行動できるのは，サブシステムが有機的につながり，動作が統合されているからである。サブシステムの有機的な相互関係は，それらの加算的総和（additive sum）以上の能力をシステムに与えることができる。このようなシステムの特性は外界の働きかけに対して定常状態を維持するばかりではなく，積極的な反応を起こしてそれに対応することを可能にする。小規模システムの規模がだんだん大きくなると大規模システムになる。このとき，小規模の延長が大規模であって，質的には同じ物のように考えられがちであるが，必ずしもそうではない。規模の大きさが異なると質的な変化を伴うことのほうがむしろ当然なのである。

　われわれが進化（evolution）と呼んでいる現象は，システムの積極的な反応の結果であることが多い。システムのこのような特性は，外界に対してシステムを存続させることに，効果的な場合もそうでない場合もある。発展的なものは存続し，そうでないものは衰退していく。新しい機能を獲得した形態はさらに新しい機能を生む。このようなシステムの発展は，サブシステムの相互関係によってもたらされる。サブシステムはたがいに密接に連係して行動をするようになり，一つの集団を作って独自の目標をもつようになる。サブシステムはそれ自身が一つのシステムになるのである。

　このような視点からみると，システムとかサブシステムといっても，それは境界をどこに定めるかで決まる相対的な関係にすぎないことがわかる。サブシステムはシステムとなり，システムはさらに大きなシステムのサブシステムとなってしだいに大きなシステムに発展していく。このとき，サブシステムはそれ自身を構成して

いるさらに小さいサブシステム群からなるシステムであって，自己の特性を保ちながら大きなシステムの下位構成要素となっている。すなわち，サブシステムはシステムの目標達成のために機能を分担するとともにその任務の範囲内で行動の決定を行う自由をもっている。

　サブシステムのこのような特徴を分権化，自律性，局在化などの言葉で表現する。サブシステムの特性はみずからの機能を専門化し，発展させて複雑な形態を構成していく。たくさんのサブシステムを有効に関連づけながら，しかも複雑さで混乱することなく機能を発揮するためには階層構造（hierarchical structure）をとることである。階層構造は複雑さに対する有効な手段となる。こうして形成された大規模なシステムは複雑で多次元かつピラミッド形の階層構造（multilevel hierarchical structure）を示すようになる（図2.1）。

　より上位にあるサブシステムは下位のサブシステムに対して干渉の権利を有する。他方，上位のサブシステムは下位のサブシステムの影響を受ける。独自の目標を持ったサブシステム群をエシェロン（echelon）あるいは，エージェント（agent）または単にサブシステムと呼ぶ。多くのエシェロンで構成されたシステムの目標は，異なったレベルのエシェロンに分割される。その結果，サブシステム

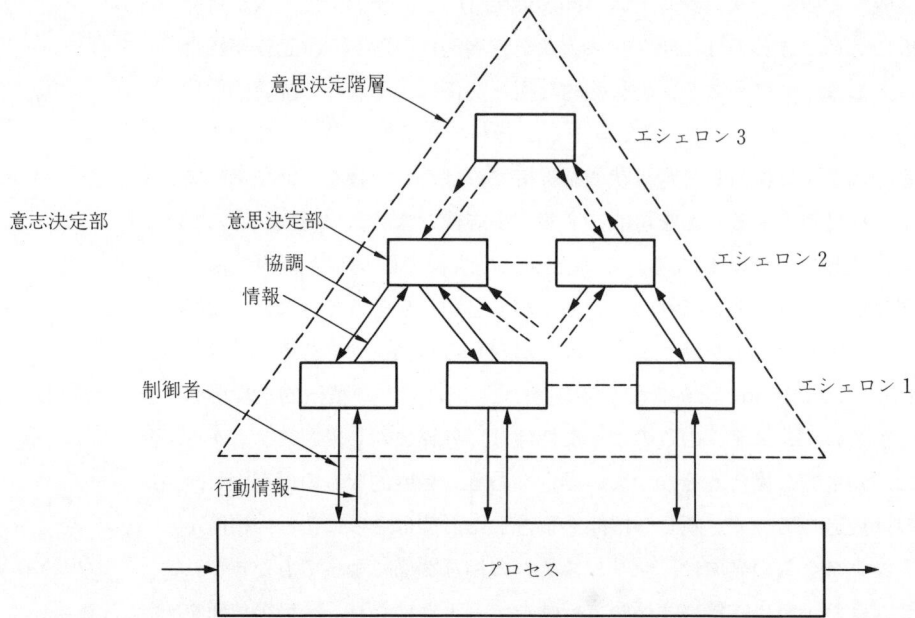

階層システムはそれぞれ独自の目標をもったサブシステムが上下に整然と配列している。サブシステムは自己の直接の制御者（decision unit）からの制御命令で活動し，また，同位のサブシステムと情報の交換を行っている。同レベルに属するサブシステム群をエシェロンといい，大規模システムは多くのエシェロンから構成されている。エシェロンはまた，現在ではエージェントとも呼ばれている。
階層構造は自然界に広く認められる。例えば，機能単位としての社会は村，町，市，県，国などの集団にまとめられる。ヒトのからだは基本要素として細胞，その集団としての組織，機能の特殊化が固定した器官などのサブシステムから成る。

図2.1　大規模システムの階層構造

は全体の目標達成の責任をとらなくてよいことになる。それにもかかわらず，サブシステムが自己の役割を全うすれば全体の目標は達成される。階層システムの利点は，あるレベルのサブシステムは同じレベルのサブシステムか，あるいは自己と直接の関係がある上位サブシステムとだけ連絡をとればよいところにある。その結果，処理時間を短縮することにつながり，エネルギーの消費を少なくする。

　最上位のサブシステムはシステム全体の状況を観測してサブシステム間の矛盾をなくすような統合指示を出す。しかし，それが成功しない場合は矛盾を最小にするように努める。大規模システムの目標は，このような過程を経ながらしだいにまとまり，統合されていく。

## 2.2　分権化と統合

　生体の多細胞化とともに細胞間に構造上の，また機能上の分化が進むと，生物は単細胞時代の基本形は保持しつつも，特殊な組織（tissus）と器官（organ）をつくってきた。組織と器官は生体のサブシステムとして生体機能の部分を分担して自律的に行動し，また他のサブシステムと連絡しあって行動する。それらの統合は最上位にあるサブシステムによって行われる。

　多細胞体制を統合して，生命維持という目標を遂行するために，生物は進化の過程でその統合を分担する組織を発展させてきた。その場合，系統発生的にみて古い時代の組織をすべてなくしてしまって組織をつくり変えるのではなく，古い組織はそのまま残して，その上に新しい組織を積み重ねる方式を採用している。この方式

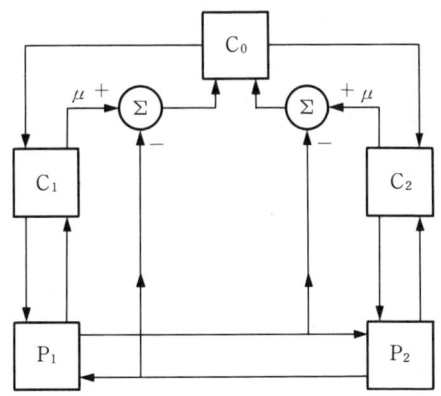

奏効器（制御対象，P）は自律性を有し独自の行動をしているが，その行動は上位の制御サブシステム（C）によって統制されている。また，同レベルのサブシステムはインタフェース入力（$\mu$）を通じて相互に影響し合っている。全体の行動は最上位サブシステムによって統一されている。このような制御構造では局所の行動は，それと直接関係する上位サブシステムあるいは同位のサブシステムとだけ情報の交換を行えばよく，反応時間も短く，したがってエネルギーの消費も少なくてよいという利点を持つ。

図 2.2　階層システムの基本制御様式

が図らずも制御，階層構造を形成することにつながったのである。大規模システムを統合するための戦略（strategy）として階層構造を採用することは最も素直で自然の法則にかなっているようにみえる（図2.2）。

各層には自立性について広い権利が認められている。このような特性は，ある事象の解決に対して組織全体が反応することなく局所の問題として解決することを可能にし，その処理に要する時間も短くすることができる。一方，分権化した系ではサブシステムごとに己の存在を主張したり，あるいは反発しあうことがある。最上位サブシステムはそれらの情報を処理し，たがいの矛盾をなくすような統合命令を出す。制御信号は上から下に伝えられ，下位サブシステムの行動を規定する。一方，下位サブシステムの行動についての情報は上位サブシステムへ伝えられる。同じ階層にあるサブシステムはたがいに情報を交換しあう。このような大規模システムは情報が複雑に絡み合って，一つの機能に統合されていく。

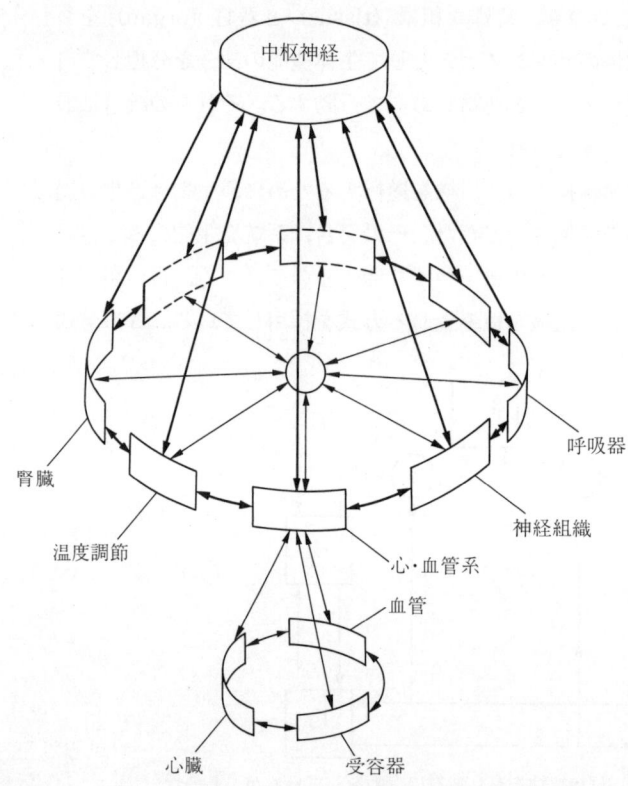

基礎要素としての細胞は，集団化し一つの階層をつくる。それらの中から機能の類似性を持ったものが組織という階層をつくり，これはまた機能の特殊化をもたらして，器官をつくるようになる。
ヒトのからだでは数多くの器官がそれぞれ独自の機能を持つが，それらはインタフェース入力を介してたがいに影響し合い，終局的に最上位サブシステムの機能によって統合されることになる。ヒトの階層構造では古いシステムの上に新しいシステムが形成されるために，古いシステムが消えることはない。

**図2.3 生体の階層構造**

われわれの肉体は，分権化され専門化された細胞集団からなる。筋組織，神経組織などの機能集団は集合して器官を作る。器官系は情報伝達を担う内分泌系と神経系により連結され，最後に脳という統合者（coordinator）の制御を受けている（**図2.3**）。自然界に階層システムの例が広く認められることを認識するならば，大規模システムを分権化したサブシステムに分解してとらえることの妥当性を，認めることができる。

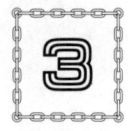

# 細胞呼吸

呼吸といえば，外面的には呼吸器官（肺，えら，気管など）で行われる外呼吸（external respiration）を意味するが，その本質は，生物が体内の養分物質を分解して，物質の持っている化学エネルギーを遊離させ，生命活動に必要なエネルギーを獲得することである。このような呼吸の本質的な反応は呼吸器官で行われるのではなく，生物体の全細胞で行われている。その意味で，これを細胞呼吸または内呼吸（internal respiration）と呼ぶ。

地球上に最初に現れた生物は，単細胞で核膜を持たない原核生物であり，発酵などの嫌気呼吸（anaerobic respiration）を行ってエネルギーを得る細菌のような従属栄養生物（heterotroph）であった。当時の原始地球には遊離酸素（$O_2$）は存在せず海水中には自然合成された有機物が豊富に存在しており，始原生物はその有機物を細胞中に取り込み，嫌気呼吸を行っていた。始原生物が誕生したころまでには，高温だった地球も冷えて，創世記に見られるような無機物から有機物への合成は進行しにくくなり，海水中に豊富に存在していた有機物は，始原生物による消費で減少していった。

有機物の減少の結果，始原的な従属栄養生物の存在が危うくなってきたころ，大気中の$CO_2$などを体内に取り込んで有機物を合成することのできる独立栄養生物（autotroph）が出現した。最初は光合成細菌（photosynthetic bacteria）のようなものが現れ，さらに光合成によって$O_2$を放出する原核単細胞のらん藻類（cyanobacteria）が現れた。光合成生物の出現とともに，大気中に$O_2$の蓄積が進み，大気上層にオゾン（$O_3$）の層ができて，紫外線を遮へいすることができるようになった。こうして大気条件はしだいに酸化型になり好気呼吸が可能になってくると，好気細菌（aerobic bacteria）のように$O_2$を電子受容体として好気呼吸を行う生物が現れた。

## 3.1 呼吸の代謝的側面

われわれが生きてゆくためには酸素が必要である。すなわち栄養素は体内で酸素によって酸化される。これは栄養素が燃えているということと同じであるが，違うところは体内では酵素の働きによって常温中性で燃える点だけである。

われわれは一刻といえども呼吸をしないで生きていくわけにはいかない。ヒトは空気中の酸素を呼吸によって体内に取り入れ，それを使って栄養素を酸化し，出てくるエネルギーによって生命活動を続けている。そして酸化されて生じた化合物，$H_2O$ と $CO_2$ とを体外に排出する。だから，私たちにとって空気ほど大切なものはない。

ところが，人間にとってこれほど大切な空気中の酸素も，すべての生物にとって同じように大切であるとは限らない。微生物，特にバクテリアや酵母の類には，酸素がまったくなくても立派に生存していけるものが多い。例えば，アルコール発酵を行う酵母，乳酸発酵を行う乳酸菌などは，酸素がなくても生育にはなんらさしつかえない。また，破傷風菌のように，$O_2$ があってはかえって生存の不可能な微生物もある。だから生物にとって空気は絶対必要なものであるとはいえない。これらの生物はヒトと同じブドウ糖，その他の単糖類を利用しているのである。ただ，一方は分解に酸素を必要とし，他方は必要としない（これを発酵という）。また分解の結果生ずる化合物が一方は炭酸ガスと水であり，一方はアルコールと炭酸ガスである。分解によって生ずるエネルギーは酸素を使う場合のほうがはるかに大きい。この酸素を必要とする呼吸と酸素を必要としない呼吸を式に書いて比べてみよう。

$$C_6H_{12}O_6 + 6\,O_2 \longrightarrow 6\,CO_2 + 6\,H_2O + 680\,\mathrm{kcal} \qquad 呼\ 吸$$

$$\underset{(ブドウ糖)}{C_6H_{12}O_6} \longrightarrow \underset{(エチルアルコール)}{2\,C_2H_5OH} + 2\,CO_2 + 51\,\mathrm{kcal} \qquad 発\ 酵$$

このように呼吸と発酵とは同じブドウ糖から出発してもその結果生成する物質および得られるエネルギー量が違っている。酸素呼吸のほうは十分酸化されて，それ以上酸化されることのない形になっているが，発酵では生じた化合物（エチルアルコール）がまだまだ酸化されることができる。どちらもエネルギー獲得のための手段ではあるが，酸素呼吸は発酵に比べて約13倍のエネルギーが得られるのである。

呼吸と発酵はこのように同じ目的をもっているが，その形式はまったく違って見える。したがって両者は一見，似て非なるもののように思われる。ところが両者は本質的には同じものなのである。そして途中までの経路がまったく同じである。そればかりではない。乳酸菌による発酵でできる乳酸も，筋肉を激しく動かしたときに筋肉内に生ずる乳酸も，すべて同じような経路をたどってできることがわかっている。

これらの分解経路は微生物学者と生理学者，それに化学者によって詳しく研究され，明らかにされてきた。形態からまったく関係がないように見える「微生物」と「ヒト」とが同じ代謝経路を体内に持っている。このことは生物がバクテリアのようなものからだんだんと発展してきたものであることを示すと同時に，これがほとんど生物界全体に通用する基本的な代謝形式であることを示している。糖質の分解は出発点と終点だけを書き表せば

$$C_6H_{12}O_6 + 6\,O_2 \longrightarrow 6\,CO_2 + 6\,H_2O$$

となる。

　反応は一足飛びには進行しない。必ずいくつかの段階を経る。そして分解が進むにつれてブドウ糖に含まれていた化学エネルギーは少しずつ引き出されて，われわれが生きていくために利用できるエネルギーの形に変換される。地上には無数の化合物がある。それらの化合物はすべて106種類の元素がいろいろに組み合わされてできた物であるが，その大部分は炭素，水素，酸素，窒素など数種類の元素から成り立っている。とりわけ炭素が骨格の中心となって化合物をつくっている。

　炭素の化合物は特に種類が多く，また量も多い。炭素の化合物を有機化合物（organic compound）という。われわれのからだをつくっている化合物もわれわれが食べる物も，ほとんどが炭素化合物である。ヒトの生命活動を知るということは，物質の代謝を知ることであり，代謝は炭素化合物の化学変化を知ることにつながる。呼吸を中心とする代謝を知るためには，いくつかの基礎的な知識が必要となる。その知識を上手に活用すれば，複雑に絡みあっている代謝過程も，意外と簡単に理解できるものである。この章ではそれらの基礎知識について学んでみよう。

　ここに1個の炭素原子（C）とたくさんの水素原子（H）があったとしよう。これらの原子が結合したとすると，1個の炭素原子の周りには4個の水素原子が結合した化合物となる。けっして5個や6個の水素原子と結合することはない。なぜ1個の炭素原子は4個の水素原子としか結合しないのであろうか。それを知るためには原子の性質を知らなければならない。初めただ1個の球だと考えられていた原子がさらに小さい粒子の集まりであるということがわかってきた。炭素原子が水素原子4個と結合する能力を持ち，それ以上でもそれ以下でもないというのはなぜだろうか。

　19世紀の終わりごろ，真空放電管という装置が考え出され，真空管の中に向き合った2枚の電極の間で放電を行うと陰極から放射線が出る。これは陰極線（cathode ray）と名付けられた。調べてみると微小な粒子の流れであった。この粒子は電荷を持っているところから電子と名付けられた。いろいろ調べてみると，原子は基礎粒子が集合してできたものであることがわかった。106種の元素はそれぞれ独自の性質をもっている。その性質の違いは元素を構成する粒子の数の違いによるものである。

　原子は中心に原子核（nucleus）という部分がある。原子核は陽子（proton）という粒子と中性子（neutron）という粒子が集まったものである。陽子はプラスの電荷をもっているが，中性子は電荷をもっていない。両者の質量はほとんど同じで，ともに1である。正しくは，陽子の質量のほうが，1/1840だけ中性子の質量より小さい。その理由は，一つの中性子からその1/1840の質量を持った，ごく小さい粒子が離れたものが陽子だからである。離れた粒子はマイナスの電荷を持っている。その値は粒子1個につき$-1$である。このマイナスの電荷を持った小さい粒子が電子（electron）と呼ばれるものである。

陽子は+1，電子は-1の電荷を持っているから，両者が結合すれば電気的に中性の粒子になる。中性子から離れた電子はどうなるか。これが原子の性質を決定する鍵となる。原子核の周りの空間には軌道があって，一定数の電子がその軌道を占めている。詳しくいうと電子という一つの粒子が存在するのではなく，個々の電子というのは，粒というより雲のようなものでこれが軌道いっぱいに広がっている。すなわち電子は原子核の側から無限大の距離の所までいっぱいに雲のように広がっていて，その密度が軌道のところで最大になるだけである。一つの軌道に8個の電子が存在する場合，これを8個の電子雲が殻のように原子核を取り巻いていると考え，この軌道群を電子殻 (electron shell) という。軌道上の電子の総数は陽子の数と同じである。だから原子そのものは電気的には中性を保っている。原子核の引力によって一定の軌道に縛られて，原子核の周りを回っている形になる。いま，酸素の原子核を調べてみると8個の陽子と8個の中性子が集まっている。したがって，酸素の原子量は8+8=16である。そして周りの軌道には8個の電子がそれぞれ位置を占めている。軌道にはそれぞれ定数が決まっている。いちばん内側には2個の電子，その一つ外側には8個の電子，さらに，その外には8個の電子が入ることができる（図3.1）。そしてちょうど定員だけ入ったときがもっとも安定である。この性質をパウリ (Pauli, W., 1900~1958) の排他律 (Pauli exclusion principle) という。

酸素の8個の電子は図のように配置されている。すなわち，外側の軌道には定員8のところへ6個の電子が入っているので2個だけ空席を残している。したがって

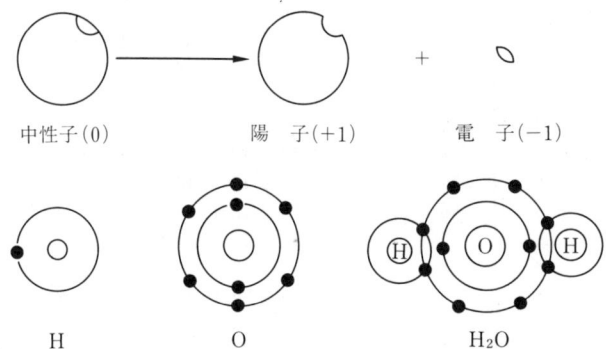

強い核力により陽子と中性子が集まって原子の中心に核をつくる。この核が原子核である。電子は弱いクーロン力しか働かないので原子核から離れてその周りを回る。これが原子の基本的な姿である。電子と陽子が一つずつで最も基本的な水素原子をつくる。原子核は中性子と同数の陽子とからなる。原子核内の陽子数を原子番号，中性子数と陽子数の和を質量という。二つの離れた陽子の周りを二つの電子が運動している。陽子は正電荷を持ち，たがいに反発して近づくことはできない。しかし，電子とは引力で引き合う。電子どうしは斥力で反発するが，二つの陽子の間の適当なところに電子があれば陽子と電子の引力が陽子どうし，電子どうしの斥力より強くなり，結合することができる。これは二つの陽子が一つの電子を共有することで結合するから，共有結合と呼ばれる。

図3.1 原子核の構造と共有結合

酸素は化学的には，満たされない状態にあり，この不満を解決するには二つの電子をこの軌道に加えてやる必要がある。

つぎに水素の原子を調べてみよう。水素はすべての元素の内で最も軽くて小さくて元気がよく，化学的にも反応性に富んでいる。その原子構造もまたすべての元素の中で最も単純な形である。まず，原子核はただ1個の陽子だけからできている。陽子が1個であるから電子の数もただ1個であり，これが核の周囲を運動している。この軌道の定員は2個である。定員が2で実際にあるのは1個だから，この1個の電子はつねに相手を求めている。相手を得るためにはほかの原子から1個の電子を引き入れるか，自分が積極的にほかへ飛び出すかのどちらかである。したがって，水素はほかから1個の電子を受け取るか，またはこれと逆に軌道上の唯一の電子をほかに与えてしまうかして化学的に安定な形になる。先に述べた酸素原子の場合だと，定員8のところに6個の電子が存在しているので，電子をほかに与えるとなると，強い引力で原子核の周りにへばりついている6個の電子をもぎ取らなければならない。これはエネルギーの観点から困難だが水素の場合は受け取っても放出しても，1個であるから容易である。いま，われわれに関係の深い，いくつかの元素の電子の数を調べてみると**表**3.1のとおりである。

表3.1 元素の素粒子

| 原子番号 | 元素名 | 第1の軌道(K殻) | 第2の軌道(L殻) | 第3の軌道(M殻) | 第4の軌道(N殻) | 電子総数 | 陽子数 | 中性子数 | 原子量 | 原子価 |
|---|---|---|---|---|---|---|---|---|---|---|
| 1 | H（水　　素） | 1 | | | | 1 | 1 | 0 | 1 | 1 |
| 2 | He（ヘリウム） | 2 | | | | 2 | 2 | 2 | 4 | 0 |
| 6 | C（炭　　素） | 2 | 4 | | | 6 | 6 | 6 | 12 | 4 |
| 7 | N（窒　　素） | 2 | 5 | | | 7 | 7 | 7 | 14 | 3 |
| 8 | O（酸　　素） | 2 | 6 | | | 8 | 8 | 8 | 16 | 2 |
| 10 | Ne（ネオン） | 2 | 8 | | | 10 | 10 | 10 | 20 | 0 |
| 11 | Na（ナトリウム） | 2 | 8 | 1 | | 11 | 11 | 12 | 23 | 1 |
| 12 | Mg（マグネシウム） | 2 | 8 | 2 | | 12 | 12 | 12 | 24 | 2 |
| 15 | P（リ　ン） | 2 | 8 | 5 | | 15 | 15 | 16 | 31 | 3 |
| 16 | S（イオウ） | 2 | 8 | 6 | | 16 | 16 | 16 | 32 | 2 |
| 17 | Cl（塩　　素） | 2 | 8 | 7 | | 17 | 17 | 18,19 | 35.5 | 1 |
| 19 | K（カリウム） | 2 | 8 | 8 | 1 | 19 | 19 | 20 | 39 | 1 |
| 20 | Ca（カルシウム） | 2 | 8 | 8 | 2 | 20 | 20 | 20 | 40 | 2 |
| 26 | Fe（　鉄　） | 2 | 8 | 14 | 2 | 26 | 26 | 30 | 56 | 2,3 |
| 53 | I（ヨウ素） | 2 | 8 | 18 | 18 | 54 | 54 | 73 | 127 | 1 |

さて，いま水素と酸素の電子が結合して水の分子ができるとき，どのようにして，結合が起こるのかを考えてみよう。水の分子式は$H_2O$で，これを構造式で書くとH-O-Hとなる。このようにOには手が2本，Hには手が1本あるが，これをさきに示した電子と比較してみると，すぐ一つのことに気が付く。つまり，いちばん外側の軌道にある電子の数が，HやNaのように定員より一つだけ多いか一つだけ少ないような元素は，必ず手が1本であり，OやCaのように定員よりも二つだけ過不足のあるものは必ず手が2本あるということである。ある一つの原子が

他の原子といくつ結合する能力を持っているかは，いちばん外側の軌道を占めている電子の数によって決まるのである．すなわち元素の原子価を決定するものは最外殻の電子数であるといえる．この最外殻の電子を原子価電子（valency electron）という．

　酸素の原子がいま，水素から電子を一つもらって，これが最外殻に入ったとすると，Oの最外殻電子数は7になる．これにもう一つ加わって8になれば安定であるから，さらに別なHから電子を受け取って合計二つのHの電子がOの軌道に入ったとする．Oはこれで安定な形になる．しかしHの電子をOがもぎ取ってしまうことはできないのである．Hの電子は強い引力でHの原子核に引かれているのだから，その電子をOが引っ張ってきて，自分の軌道に入れてしまえばHの原子全体がOのほうに引かれてくる．こうしてOは2個のHを自分の手元に引き寄せる．ところが水素原子のほうからみれば，自分の軌道にはやはり，ほかの元素から1個の電子をもらうと安定な形になるのだからOに引き寄せられたHの原子は一つの電子をOに与えると同時にOの電子1個を自分の軌道にもらい受ける．すなわち，一つを与えて一つを受け取る形になる．ただし，いま述べたとおりもぎ取るわけにはいかないので，自分自身がOのほうに近寄って，与えた1個の電子をH自身とOと共同で所有するのである．一方，Oのほうからもらい受ける電子もOとHの共同所有になる．すなわち，この電子は一つでOの軌道とHの軌道の両方に席を占めることになる．

　この関係を図で示せば図3.1でわかるようにHの電子は2個，Oは8個の電子を所有することになり，どちらも安定な形を取ることができる．このような結合の仕方を共有結合（covalent bond）という．有機化合物の分子はほとんどこの共有結合によって成り立っている．

　イオンという言葉はギリシャ語の「進む」という言葉から造られていて，陰極（cathode）に引かれるイオンをcationといい，日本語で陽イオンと訳す．一方，陽極（anode）に引かれるイオンをanionといい，陰イオンという．原子の結合の仕方には，共有結合のほかにイオン結合（ionic bond）がある．例えば表3.1に示したNa（ナトリウム）やK（カリウム）などのように，最外殻にただ一つの電子を持っているような元素は，この1個をほかに与えれば安定になるわけであるが，これが酸素のような場合と少し違い，非常に放出されやすいのである．一方，塩素のように最外殻に七つの電子を持っているものは，ほかから一つの電子を受け取って安定になろうとする傾向がある．

　いま，このNaとClが結合してできているNaClという化合物を考えてみよう．Naは電子を放出しようとしている．Clは受け取ろうとしているからNaClでは一つの電子がNaからClへ移動する．電子は（−）の電荷を持っていて，電子の数と陽子の数とは等しいから，ナトリウムは電子を一つ失うことによって（−）の電荷を一つ失うことになり，陽子の持っている（＋）の電荷が一つ余ってくる．そこで，そ

れまで電気的に中性だったナトリウム原子は，全体として，(＋)の電荷を帯びることになる。つまり，電子一つを失って化学的には安定化したが，電気的にはむしろ不安定な形になるわけである。このような状態になったNaのことをナトリウムイオンといい，$Na^+$ の記号で表す。

一方，塩素の原子は電子を一つ受けることによって，全体として，($-1$) の電荷を帯びることになる。したがってNaと同じく化学的には安定化しても，電気的には不安定な形となる。これを塩素イオンといい，$Cl^-$ で表す。すなわち，NaClはつぎのようにイオンに分かれている。

$$NaCl \longrightarrow Na + Cl$$

このような現象を電離（electronic dissociation）という。

このようにNaとClの間で電子の受渡しが行われた後は，おのおの自由に動き回っているかというとそうではなく，Naは(＋)の電荷を持ち，Clは(－)の電荷を持っているのだから，両者の間には当然クーロン力が働いて，全体として，NaClのペアとして行動する。このような結合のことをイオン結合（ionic bond）といい，そのほかに配位結合，金属結合，水素結合などという結合の仕方もある。

つぎに，有機化合物の基本構造要素である炭素の原子価について学ぼう。炭素の最外殻の電子配置を調べてみると，定員8のところに電子数は4個である。すなわち，炭素はほかから4個の電子を受け取るか，または4個の電子をほかに与えなければ安定な形になれないわけである。しかし，電子4個を全部放出することは難しい。電子と陽子とは電気的な力で引き合っているから，これらをいっぺんに放出するためには，大きな力が必要である。したがって，炭素は4個の電子を放出するよりは，4個の電子を引き込もうとする性質を持っている。したがって，炭素のイオンというのは存在しない。そこで炭素の原子がほかのものと結合するときは，必ず共有結合をする。その原子価は4である。例えば炭素が水素と結合するときは四つのHと結合することができる。この化合物をメタンと呼び，有機化合物の中で最も基本的なものである。

炭素の手が4本あるということは，この共有結合をすべき原子価が4であるということなのである。炭素という元素は，電子を与える一方だけでなく，またもらう一方でもない。ちょうどその中間の性質を持っている。例えばNaがKやCaと結合することはまずありえない。どちらも電子をほかに与えることしかできないのだから当然である。同様にOと$Cl^-$もそのままでいきなり結合することはまずない。原子の結合には，必ず電子を与えるほうと受け取るほうとが必要である。ところがCは与えるほうにもなれば受け取るほうにもなることができる。そこで，Hとも結合すればOともたやすく結合する。$Cl^-$などは最もよく結合する。

われわれがエネルギー源として用いる物質はすべて，C，H，Oから構成されている。CとHおよびOの3元素からなる化合物で，最も基本となる構造を持った化合物がアルコール（alcohol）である。有機化学では，アルコールとは$-OH$とい

う原子団をその構造式の中に持っている化合物をいう。OHは水酸基（hydroxyl radical）という原子団で，これが水酸イオン($OH^-$)になるとアルカリ性を示すが，有機化合物の中に$OH^-$が存在するときは，炭素原子に直接結び付いているので安定で，$OH^-$はアルカリ性を示すことはない。アルコールの中で最も簡単な構造式をもっているのはメチルアルコールである。

```
    メチルアルコール
         H
         |
     H – C – OH     略して CH₃OH
         |
         H
```

構造式にOHを持っていればその化合物はすべてアルコールとしての性質を示す。

```
     アルコール              アセトアルデヒド
     H  OH       H₂O       H  O
     |  |         ↗        |  ||
   H–C––C–OH     ⟶       H–C––C
     |  |                  |  |
     H  H                  H  H
```

アルコールが酸化したらアルデヒドになる。アルデヒドはアルコールよりHが2個少ない。酸化されるというのは「水素をほかの物に与える」ことであり，還元されるというのは「水素をほかの物から受け取る」ことである。われわれのからだの細胞の中では酵素の働きによって水素のやり取り，すなわち酸化還元反応が休みなく行われている。酸化還元反応の本体は電子の授受にある。電子を与える（de-electronization）ということが酸化されることであり，電子を受け取ること（electronization）が還元されるということである。アルコールの酸化がさらに進むとアルデヒド基がカルボキシル基になって酢酸（acetic acid）となる。

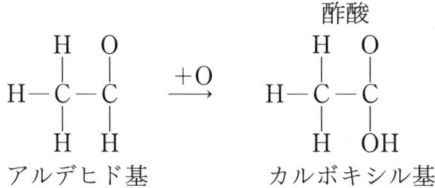

エネルギー源となる物質の中心であるブドウ糖について学ぼう。ブドウ糖の分子式は$C_6H_{12}O_6$で6個のCは枝分れをせず直鎖状につながっている。$-OH$を5個持っていて，水には非常によく溶ける。ブドウ糖には還元性がある。還元性とはほかの物質を還元しようとする物質，すなわち自分が酸化されようとする物質のことである。このような性質を持っているのは$-CHO$のようなカルボニル基（carbonyl radical）のあることを示している。ブドウ糖の場合は，酸化されると炭素数の同じ数の酸化物ができる。

ブドウ糖はつぎのように鎖状にも，あるいは環状にも書くことができる（図3.2）。両者を眺めればまったく同じ物質であることがわかる。

## 3. 細胞呼吸

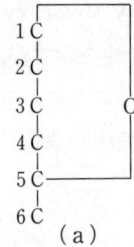 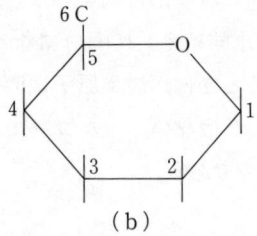

　　　（a）　　　　　　　　（b）

ブドウ糖は基本的に6個の炭素原子が直列につながり，これに H と OH が直接に結合してできている。その構造は（a）のように直鎖で表してもよいし，あるいは（b）のように環式構造で表してもよい。

図3.2　ブドウ糖の構造

　　　　　　　　　酸　化　→

　　　アルコール → アルデヒド → 酸

　　　← 還　元

図3.3　酸化と還元の図式

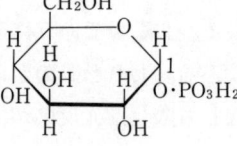

ブドウ糖-1-リン酸
(Cori-エステル)
glucose-1-phosphate

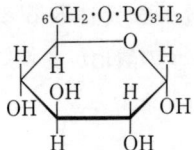

ブドウ糖-6-リン酸
(Robison-エステル)
glucose-6-phosphate

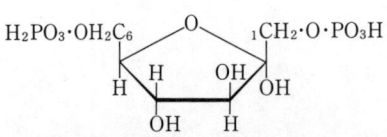

果糖-1・6-二リン酸
(Harden-Young エステル)
fructose-1・6-diphosphate

ブドウ糖の炭素には OH が6個結合している。OH を持っている加工物はアルコールとしての性質を持っている。アルコールの特質の一つに，酸と脱水縮合してエステルをつくることがある。

ブドウ糖のエステルの中で重要なのはリン酸とのエステルである。ブドウ糖が細胞内で代謝されるためにはまず，リン酸と結合しなければならない。

リン酸の結合した炭素の番号によって，ブドウ糖，リン酸，ブドウ糖三リン酸，ブドウ糖六リン酸などと呼ぶが，これはリン酸のついた炭素の番号によって定められる。結合する数によってブドウ糖1-6二リン酸などと呼ぶ。これは1番目と6番目の炭素にそれぞれ1分子のリン酸が結合したことを表し，合計2個のリン酸を持っていることを表している。果糖も基本的にはアルコールであるから，リン酸とエステルをつくる。

図3.4　ブドウ糖のリン酸エステル

化学式が $C_6H_{12}O_6$ でブドウ糖とまったく同じなのに構造が少し異なる物質に果糖がある。果糖 (fractose) は分子内に1個のケトン基を持っている。ケトン基 (ketone radical) は必ず端から2番目の炭素に付いている。糖にアルデヒド基 (aldehyde radical) があるということは酸化されると酸になり，還元されればアルコールになるということを示す。このことから図3.3のような図式が成り立つ。

糖の性質の中で最も特徴的なことの一つは，酸と結合してエステル (ester) をつくることである。とりわけ，リン酸 (phosphoric acid) とのエステルは重要である。リン酸の分子式は $H_3PO_4$ である。これが糖の第1または第6のCに付いているOHと脱水縮合して，エステルを作る（図3.4）。糖の代謝はリン酸がないと開始もしなければ進行もしない。リン酸は糖の分解によって生じるエネルギーを蓄える役割を分担している。リン酸のうちでエネルギーの保存を特に行う物質がATPである（詳しくは後述する）。

## 3.2 原核細胞の呼吸

### 3.2.1 構　　造

単細胞または細胞群体の原核生物は角膜がないため，核酸 (DNA) は細胞質中に裸で存在しており，またミトコンドリア (mitochondria) や，葉緑体 (chloroplast) などの細胞小器官 (organella) を持っていない。このような細胞には，細菌類とらん藻類がある。原核細胞 (procaryote) の内部構造として細胞の回りには，2層の膜からできた細胞膜がある。細胞質には細い糸状の，複雑に折り畳まれた線維がある。これはDNA糸 (DNA fiber) と呼ばれている。DNA糸は細胞質中に無秩序に存在して顕微鏡標本では分断されているように見えるが1本の糸である。真核細胞にあるような角膜に似た構造物はないのでDNAは裸で存在している。このようなDNAの形態を核様体 (nucleoid) という。細胞質の内部にはこのほかたくさんの小粒子があり，これはリボソーム (ribosome) でタンパク質を合成する。

以上が原核細胞における細胞小器官の概要であるが，細胞機能を分子のレベルで支えているのは核酸とタンパク質，そして機能を駆動するATPである。これらについてその概略を述べることにしよう。

「核」(nucleus) という言葉は，現代自然科学の最も大切な，しかもまったく別な二つの方面で使われている。一つは物理学でいう原子核のことであり，もう一つは生物学でいう細胞核である。すべての生物は「固体の維持」と「種の保存」を行わなくてはならない。これら体内でのタンパク質合成と形質の遺伝を一つで行っているのが核酸である。核酸は，有機塩基，糖，リン酸の三つからできている（図3.5）。

有機塩基とは窒素を含んだ塩基性の環式化合物でプリン核とピリミジン核の誘導

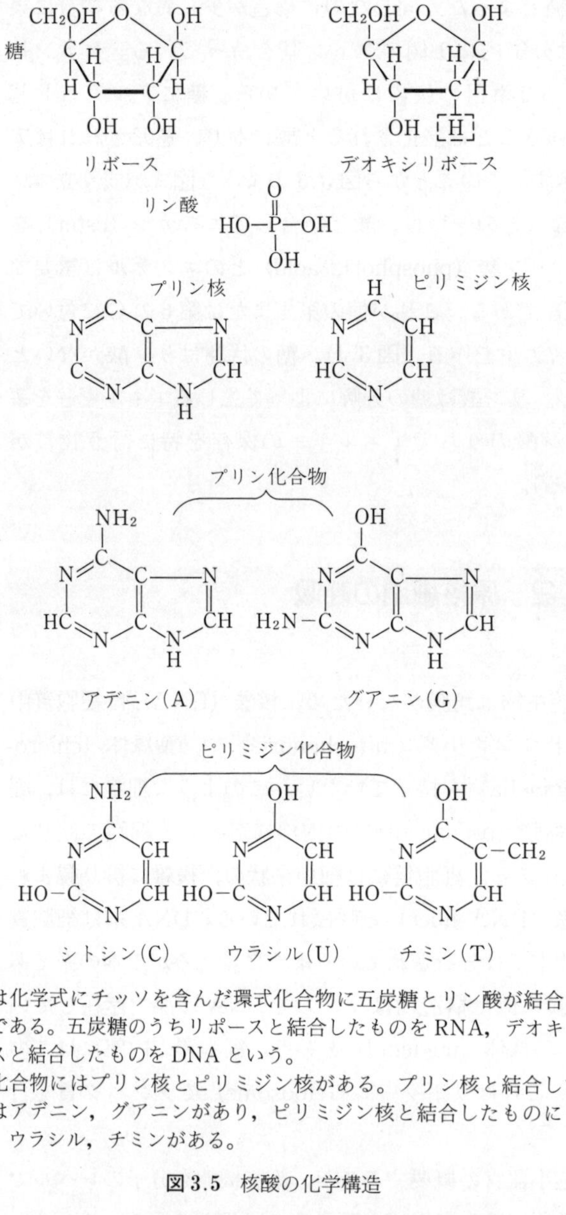

## 3. 細 胞 呼 吸

<br>

糖 リボース デオキシリボース

リン酸

プリン核　ピリミジン核

プリン化合物

アデニン(A)　グアニン(G)

ピリミジン化合物

シトシン(C)　ウラシル(U)　チミン(T)

核酸は化学式にチッソを含んだ環式化合物に五炭糖とリン酸が結合したものである。五炭糖のうちリボースと結合したものをRNA, デオキシリボースと結合したものをDNAという。
環式化合物にはプリン核とピリミジン核がある。プリン核と結合したものにはアデニン, グアニンがあり, ピリミジン核と結合したものにシトシン, ウラシル, チミンがある。

図3.5 核酸の化学構造

体である。ピリミジン核からはシトシン, ウラシル, チミンが, プリン核からはアデニン, グワニンができる。核酸中の糖は五炭糖である。それにはリボース (ribose) という糖と, デオキシリボース (deoxiribose) の二つがある。有機塩基に糖のいずれかが結合したものがヌクレオシド (nucleoside), そしてヌクレオシドにリン酸が1分子結合したものがヌクレオチド (nucleotide) である (図3.6)。このヌクレオチドこそが, 核酸の基本構造なのである。

　細胞の核にある核膜はデオキシリボースを持っているのでデオキシリボ核酸 (DNA) と呼ばれる。一方, 細胞質中にも核酸があって, これはリボースが結合し

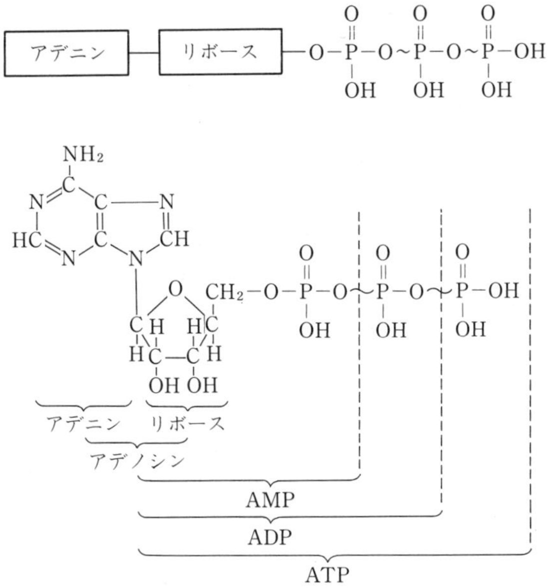

図3.6 ヌクレオチドの構造

塩基と五炭糖の結合したものをヌクレオシド，それにリン酸が結合したものをヌクレオチドという。

ているのでリボ核酸（RNA）と呼ばれる。したがって，遺伝情報を支配するのがDNA，情報に基づいてタンパク質合成をするのがRNAということになる。アデニンとリボースが結合したヌクレオシドをアデノシンというが，リン酸基が1分子結合したヌクレオチドはアデノシンモノリン酸（AMP），2分子結合したものがADP，3分子結合したものがATP（adenosine tripholic acid）である。ATPは細胞のエネルギーの唯一の源泉である。AMPにリン酸が2分子結合したものがなぜエネルギーと関係するのかといえば，リン酸はエネルギーを運搬するからである。ブドウ糖が分解して生じたエネルギーは一度に全部発生しているわけではなく，化学反応は一定の順序で少しずつ進められていく。そこから得られたエネルギーはどこかに保存しておかなければならない。この役割をリン酸が引き受けるのである。

リン酸が二つ脱水縮合したものをピロリン酸（pyrophosphoric acid）という。ピロリン酸結合を生ずるには，非常に多量のエネルギーが必要である（7～10 kcal）。言い換えれば，もしそれが切れると多量のエネルギーを放出することを意味する。ピロリン酸結合は高いエネルギーを含むので，化学的に不安定で分解しやすい。生命活動に必要なエネルギーはすべてATPから供給される。

ところで，アデニンの代わりにウラシルが結合したUTPや，グワニンが結合したGTPなどの物質（図3.7）は代謝経路に重要な役割を果たす酵素の重要な成分であったり，核酸の成分であったりして，興味深いことである。

酵素（enzyme）は特定の化学変化だけを触媒し，反応を穏やかに，しかも素早

GTP (guanosine 5′-triphosphate)

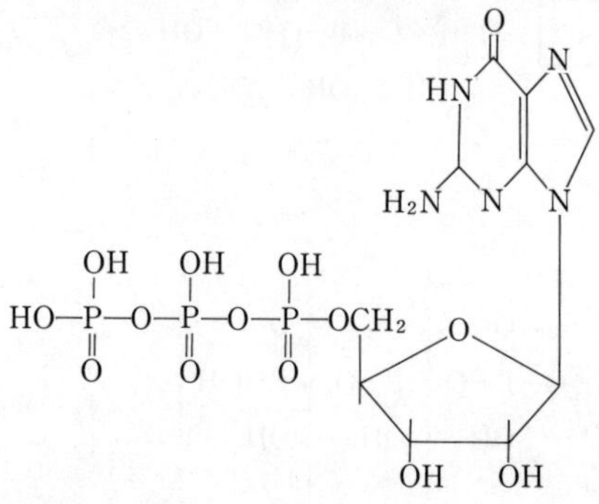

UTP (uridine 5′-triphosphate)

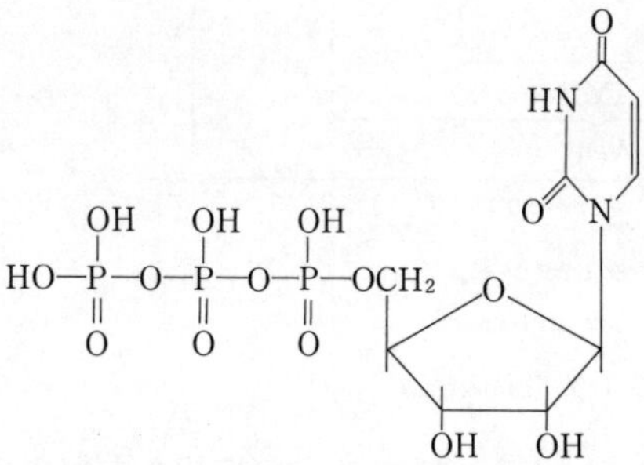

核酸塩基にグアニンがつくとGTP，ウラシルがつくとUTPになる。名称は結合する環式構造物によって決定される。

図3.7　核酸塩基

く進める。酵素の働きは，温度や水素イオン濃度（pH）の影響を強く受ける。酵素は，酵素タンパク質という高分子タンパク質で構成され，酵素作用はその中のある限られた部分，活性中心（active center）で行われる。働きかける相手の物質を基質（substrate）という。活性中心は酵素タンパク質自体の構造の一部分である

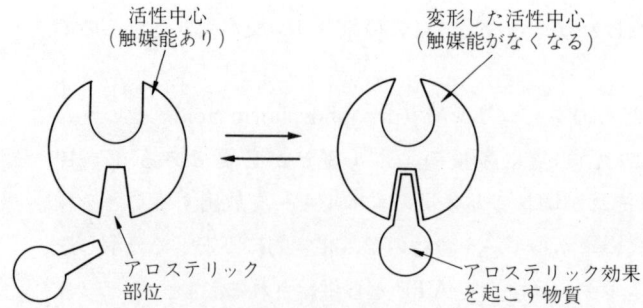

活性中心以外の部分に基質以外の物質が結合すると酵素の構造が変化し，その活性が低下したり増大したりする。このような酵素をアロステリック酵素と呼び，この酵素活性の変化現象をアロステリック効果と呼ぶ。この存在は代謝の最終産物の制御に重要な働きをする。

図3.8　アロステリック酵素

場合と，これに非タンパク質の低分子有機化合物，あるいは金属が加わっている場合とがある。この低分子化合物のことを補酵素（coenzyme）と呼び，ビタミン$B_1$，$B_2$，$B_6$などのビタミンBグループがそのおもな構成分子である。

酵素の中には，活性中心以外の部分に基質以外の物質が結合することによって酵素の構造が変化し，その活性が低下したり増大したりするものがある。このような酵素をアロステリック酵素（allosteric enzyme）と呼び，この酵素活性の変化現象をアロステリック効果（allosteric effect）という。この酵素の存在は，代謝の最終過程を制御する役割を果たす（図3.8）。

### 3.2.2 代　　　謝

原核生物の呼吸は酸素なしで物質を分解しエネルギーを遊離する嫌気呼吸である。これは好気呼吸よりも原子的なエネルギー獲得法であって解糖ともいわれる。

解糖は，嫌気呼吸であって生物が最初に獲得した呼吸様式である。始原細胞が生まれた当時の地球表面は酸素ガスを含まない無酸素大気で覆われていた。そのため，始原細胞は嫌気性で発酵によって有機物からエネルギーを取り出し，これを生存のために用いていた。現存する生物の中で絶対嫌気性で従属栄養型の細菌であるクロストリジウム（clostridium）やメタン発生細菌（methane bacter）はこのような最も古い代謝型を持ち続けているものである。その反応を触媒するのは酵素である。ブドウ糖からピルビン酸までの分解過程にはいく通りかの経路があるが，図3.9に示す経路が基本となっている。

この経路には単線経路ではなくいくつかの副側経路（alnernative pathway）もあるがどれもピルビン酸に至るまでに合流してしまう。この経路は発見者の頭文字をとってEMP経路（Embden-Meyerhof-Parnas system）という。

ブドウ糖はまずATPからリン酸を一つもらってブドウ糖-1-リン酸というエステルになる。だからリン酸が存在しなければ，反応は起こらない。体内代謝に必要なリン酸はこうしていちばん始めのところでこの経路に取り込まれるのである。

以下順を追って図を見ていけばわかるとおり，加リン酸反応によって生じたブドウ糖-1-リン酸は酵素の力でリン酸基が6の炭素（C）のところへ付け替えられブドウ糖-6-リン酸になる。1とか6とかいうのは炭素の番号を示す。EMP図式で大切なことは，この経路では主として脱水素反応が起こっていくが，その水素はNAD（nicotinamide-adenine dinucleotide）に受け取られる。NADはプリン核を持っているヌクレオチドである。酸素をまったく必要としない嫌気性の微生物の呼吸はこの経路で行われている。このように水素を受け取る物質を水素受容体（hydrogen acceptor）という。

このようにして分解過程は進行してピルビン酸（pyruvic acid）に至る。ピルビン酸はここから先はミトコンドリアに取り込まれ，酸化的分解経路に入る。酸素が存在しないときは還元されてアルコールになったり，乳酸になったりする。したが

24　3. 細胞呼吸

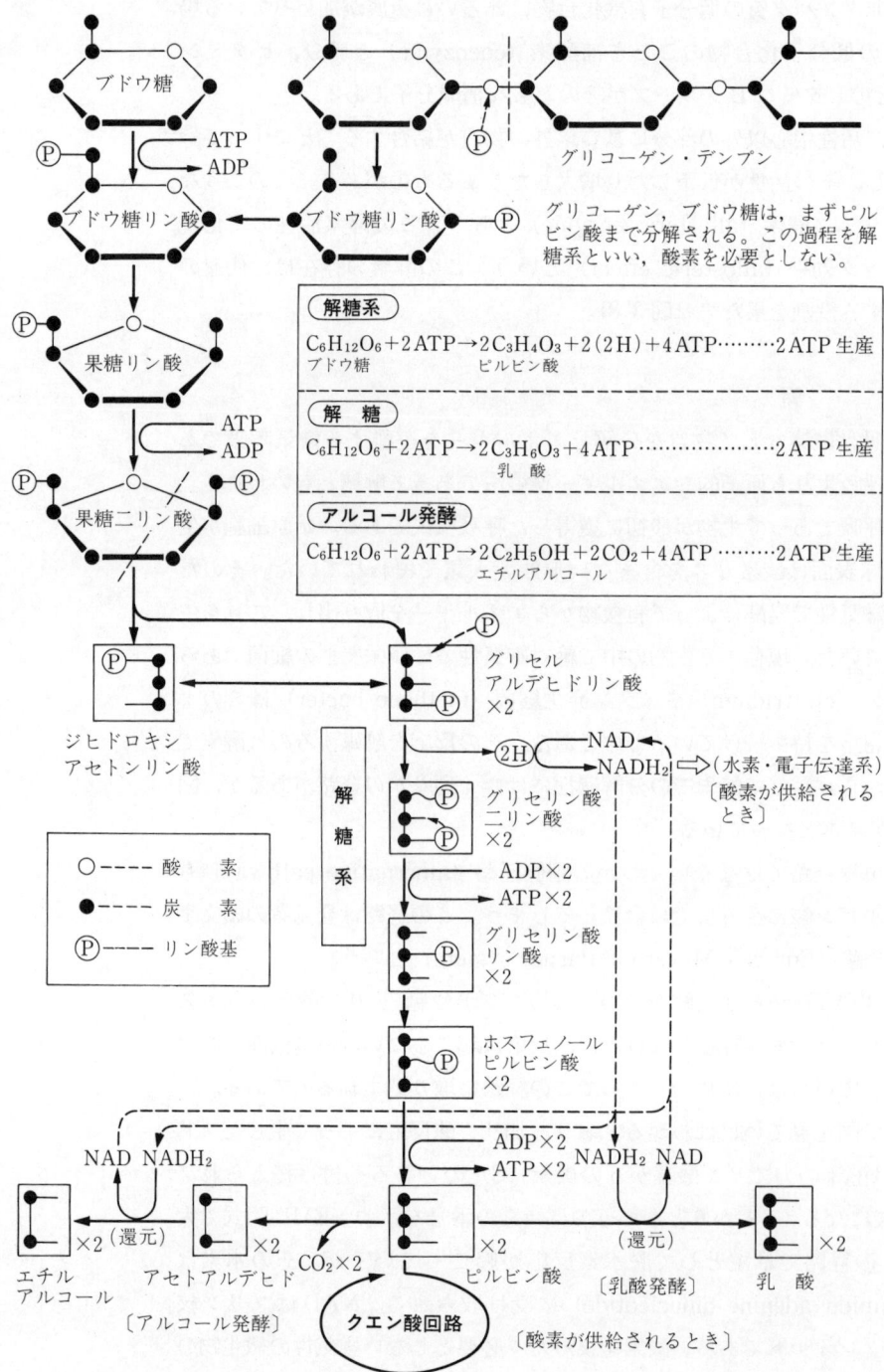

ブドウ糖からピルビン酸までの代謝には酸素を必要としない。この系で生産されるAPTの数は2個である。

図3.9　解糖系

って，ピルビン酸はブドウ糖分解の中継点としてきわめて大切な物質である。

　EMP経路は11の過程で成り立っているが，生物は初めからこの11の反応を備

えていたわけではない。いろいろな実験や解析から推測するとグリセルアルデヒド（glyceraldehyde），3リン酸からピルビン酸までの5段階が始原解糖系であったように思われる。このような観点からいえば，発酵系はこの始原系にブドウ糖の方向へ逆向きに反応が積み重なるように形成されたと考えられる。生物が新しい機能を獲得したときには古い形態に新しい機能を重ねていくという特徴はここにもよく現れている。

以上は原核細胞における解糖反応の主要な経路である。原核細胞においては細胞小器官の発達がまだ見られないので反応は細胞の原形質液中（protoplasmic fluid）で行われ，特定な場所に連なった固定反応ではない。

## 3.3 真核細胞の呼吸

らん藻の出現とともに，大気中に酸素が蓄積してくると，その酸素を積極的に利用して，生命活動を営む生物が現れてきた。いまでこそ酸素は生物にとってかけがえのない重要な元素であると思われているが，酸素が出現したころは生物にとってむしろ有害なものであった。生物は酸素の露出から身を守るために多細胞化したとも考えられている。事実，人の細胞には酸素の毒性を消去，あるいは緩和する酵素スーパーオキサイドディスムターゼ（superoxide dismutase）などの酵素が認められている。

生物は酸素の毒性に耐えうる機構を身に付けたばかりでなく，それを積極的に利用する小器官を発達させた。葉緑体やミトコンドリアは，酸素のエネルギーを変換して生物のエネルギーにするエネルギー変換器である。細胞の機能が分化して複雑化するにつれて，それらを制御し統合することの重要性が高まってきた。その要求に呼応するように核酸塩基の数も急速に増加しDNA糸は細胞内でかなりの容積を占めるようになった。それとともに，DNA糸を収納する核膜（nuclear membrane）が形成され，いわゆる細胞核（nucleus）ができ上がったのである。約35億年続いた原核細胞の時代は真核細胞（eucaryote）の出現によって，新しい時代を迎えることになった。このような真核細胞の特性はそのままほとんど変化することなしにヒトの細胞に受け継がれている。本節では真核細胞の形態と機能について学習する。

### 3.3.1 構　　　造

細胞を電子顕微鏡で眺めてみると（図3.10），その多くは生体膜（biomembrane）で形成されている。生体膜というのは細胞を構成している膜構造である。小胞体，ミトコンドリア，ゴルジ装置，核膜などがその例である。生体膜は電子顕微鏡でようやく見ることのできる厚さで，タンパク質と脂質（コレステロール，リン脂質など）でできている。

26　　3. 細胞呼吸

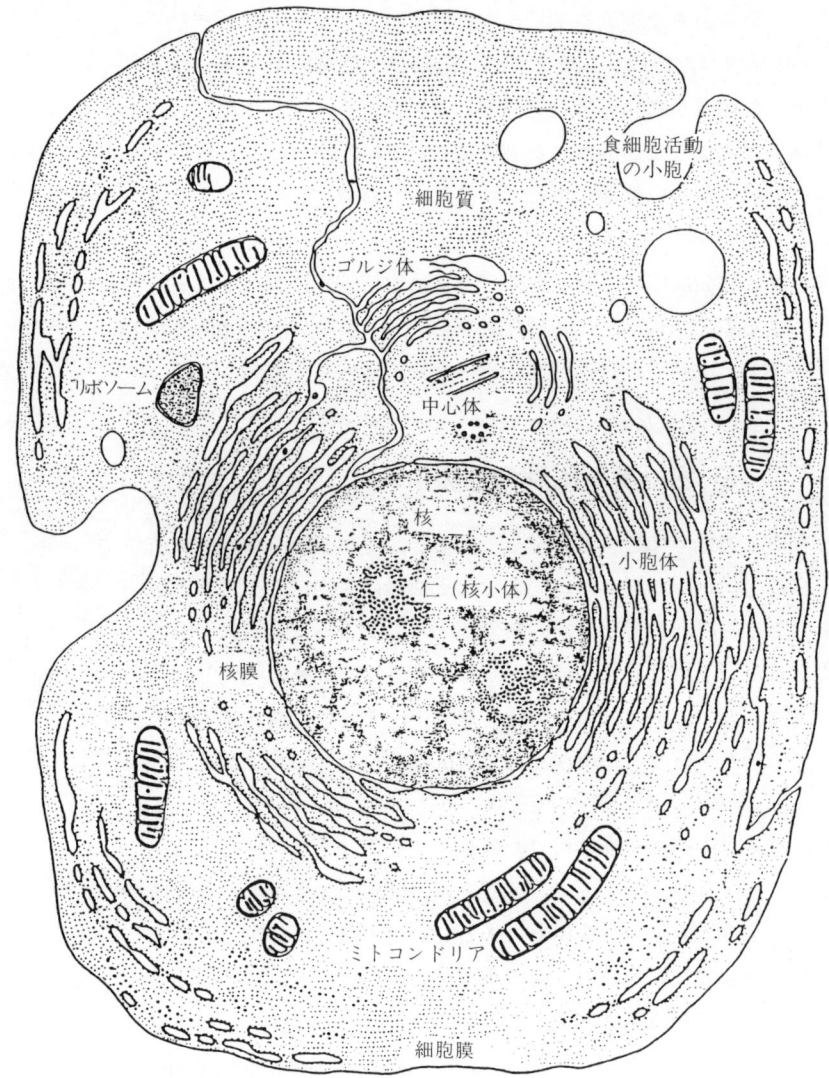

電子顕微鏡による細胞の写真を観察すると細胞膜に囲まれた細胞質中に細胞膜から派生したと考えられている小胞体，ゴルジ体（装置），ミトコンドリアなどの小器官およびリボソーム，核膜，核小体などが認められる。小胞体には小顆粒に囲まれた粗面小胞体と顆粒のない滑面小胞体とがある。

図 3.10　細胞の微細構造

〔1〕　**細胞膜（plasma membrane）**

細胞膜の構造は 1957 年に電子顕微鏡が発明されて以来，しだいに明らかにされてきた（図 3.11）。その後，X 線による構造解析法が加わってほぼ確実な細胞膜の構造がわかってきた。細胞膜は極性を持ったリン脂質分画が 2 層に並び，その間にタンパク質がところどころに陥入している。脂質分は細長い有機化合物で，水には溶けず油に溶ける。しかし，その他端は水溶性であることが多い。水溶性の部分は水に向かい，脂溶性の部分がたがいに融合して 2 層の膜をつくる。この脂溶性の層に食い込んでいるタンパク質がイオン透過性（selective permiability）や物質代謝

脂質　脂質二重層

タンパク質

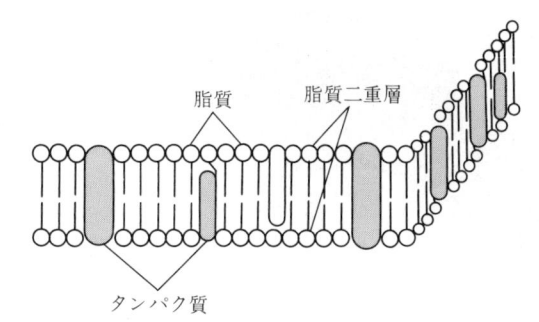

細胞の小器官の中で小胞体ゴルジ装置，ミトコンドリアはいずれも細胞膜と脂質からなる層が二重に並び，その中にタンパク質が埋没するように陥入している。このタンパク質には，イオンの透過性を決定するイオンチャンネルが形成されている。

**図 3.11 細胞膜の構造**

などの重要な働きを分担している。生体膜は生命の 3 要素，すなわち生体物質（タンパク質など），生体エネルギー，生体情報の形成伝達に欠くことのできない構造である。細胞膜から分基したと考えられる細胞小器官（organela）にはつぎのようなものがある。

〔2〕 **核（nucleus）**

核には生命の設計図ともいうべき，あらゆる遺伝情報を含んだ核酸 DNA が入っている。また仁と呼ばれるものがあり，これは核でつくられたリボソーム前駆物質である。細胞質を実行部とすれば核は制御部である。なお核の大きさは 0.005 mm である。

〔3〕 **小胞体（endoplasmic reticulum）**

細胞質には細胞膜が畳まれてできたと考えられる小胞体がある。タンパク質，脂質などの生物物質を合成する場と考えてよい。表面にリボソームという 18 μm くらいの核タンパク質を結合したものを粗面小胞体（granulated reticulum）と呼び，ここでタンパク質の合成が行われる。リボソーム（ribosome）は核から送られてきた伝令 RNA（messenger RNA）が結合し，さらにアミノ酸を結合した運搬 RNA（transfer RNA）がそこへやってきてタンパク質が合成される。タンパク質は巨大分子なので膜を通過することができない。これが細胞外に出るときはリボソームの付着していない滑面小胞体（smooth reticulum）内を通って細胞膜に達し，分泌される。あるいは滑面小胞体が集まってできたと考えられるゴルジ装置（Golgi's apparatus）に一時蓄えられる。粗面小胞体ではまたリン脂質，ステロイドなどの代謝が行われる。その理由はこれらの物質が水に溶けにくく，膜にはよく溶けるので化学反応の場としてここが適当であるからだと考えられている。

〔4〕 **ミトコンドリア（mitochondoria）**

原核細胞の生物を除くすべての動植物の細胞質中に存在する（**図 3.12**）。0.5〜10 μm の球状または棒状の小体であり動物細胞のほうが大きい。数は肝細胞

## 3. 細胞呼吸

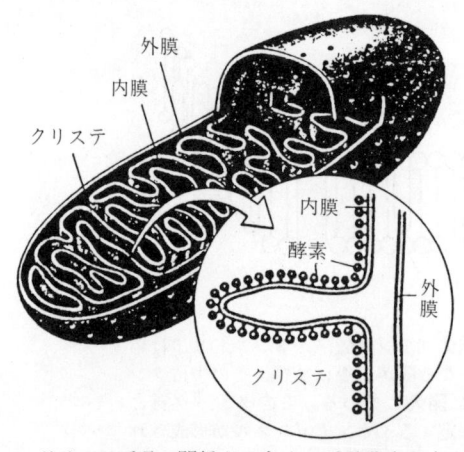

**図3.12 ミトコンドリア**

ミトコンドリアは呼吸に関係する多くの呼吸酵素を含み，細胞の呼吸の場である。長さ 0.5〜2 μm の粒状または棒状の小体で，内外2層の膜よりなる。内膜は内側に多くのくし状のひだ（クリステ）をつくっている。このクリステの表面に呼吸酵素を含む小粒が規則正しく並ぶ。この酵素は水素伝達系の機能を触媒する。クリステの内側の液体は TCA サイクルに関与する酵素が含まれている。

では 500〜2500 個，精子では 1〜24 個，一般には数十〜数千個が普通である。同じ細胞でも外界の条件や細胞の生理状態によって数が変動しやすく形も変わる。電子顕微鏡では内外2層の二重膜からなるミトコンドリア膜と，液状のマトリックス気質（mitochondorial matrix）からできている。ミトコンドリアの内膜はところどころで内部のほうへくびれ込んでいて，くし状のクリステ（cristae）を作っている。この上に酸素呼吸中の主要な段階である TCA 回路や呼吸鎖（respiration chain）に関係した多くの酸化還元酵素が順序よく配列していて，各酵素は反応順序に従って規則正しく基質から水素を奪ったり酸素を結び付けたりして，全体の反応を調節している。

　TCA 回路はマトリックス部分で行われ，呼吸鎖はクリステを含む内膜に固定して存在する。好気呼吸で発生したエネルギーは，アデノシン三リン酸（adenosine triphosphate, ATP）に蓄えられるのでミトコンドリアは ATP の合成工場ともいえる。生体膜と構造が似ているので膜から発展形成されたと考えられてきた。この器官の特異的なところは，固有の DNA を持っていて，自己増殖性を有し，細胞質遺伝をするなど寄生生物のような性格を持っている点である。一般の人の細胞核の DNA は 30 億の塩基対からなっているが，ミトコンドリアに含まれる DNA はたかだか1万6千塩基対に過ぎない。ミトコンドリアの DNA は長さ 0.5〜1 μm の環状2本鎖 DNA で，ヒストン（histon）と結合していないこと，イントロン（intron）を持たないことなど原核生物の DNA に類似した多くの特性を持つ。ミトコンドリアのゲノム（genom，遺伝子群）は非常に少ないので大部分の酵素タンパク質の情報は細胞 DNA に支配されている。ミトコンドリアの DNA で作られ

るタンパク質は細胞の全タンパク質の5%以下にすぎないが，TCA回路や呼吸鎖を構成している酵素タンパク質はミトコンドリアの内膜で作られる。これらの酵素をコードするミトコンドリアの遺伝子は，母親のミトコンドリアだけが子に伝わる母性遺伝を示す。その理由は卵細胞が多数のミトコンドリアを持つのに対して，精子にはミトコンドリアがほとんどないためである。

ミトコンドリアはエネルギーを合成して細菌内を自由に動き回り，必要なところにエネルギーを供給して歩く。

### 3.3.2 代　　謝

ブドウ糖は真核細胞においても原核細胞と同様に細胞質中の酵素によってピルビン酸まで分解される。ここから先が真核細胞になって初めて獲得された代謝経路である。ブドウ糖からできたピルビン酸は真核細胞のミトコンドリアに取り込まれ新しい経路に入っていく。

〔1〕 TCAサイクル

解糖系で生じたピルビン酸は，ミトコンドリアに吸収され，ミトコンドリアのマトリックス液中に存在する酵素，デカルボキシラーゼ（decarboxylase，脱炭酸酵素）の作用を受けて水素を放出して活性酢酸（アセチルCoA）（coenzyme A）になる。ここで生じた水素は補酵素NAD（coenzyme）に受け取られ$NADH_2$となり，ミトコンドリアの内膜に存在する水素伝達系に渡される。活性酢酸はこのあとミトコンドリアのマトリックス液中に存在する酵素の作用を受けてオキザロ酢酸（oxaloacetic acid）と結合してクエン酸（citric acid）になる（図3.13）。クエン酸はその後デカルボキシラーゼの作用を受けて$CO_2$を放出しながら，オキソグルタル酸（oxoglutal acid）→コハク酸（succinic acid）→フマル酸（fumaric acid）→リンゴ酸（malic acid）を経て再びオキザロ酢酸になって回路を一巡する。この間に3分子の水（$H_2O$）が付加され，2分子の$CO_2$が放出され8原子のHがNAD，FADに渡される。この回路で生成された三つの$NADH_2$と一つの$FADH_2$は，水素伝達系（hidrogentransfer system）に入る（図3.14）。またオキソグルタル酸→コハク酸の過程で1分子のATPが生成される。オキザロ酢酸は再び活性酢酸と結合してクエン酸になり回路を巡っていく。TCAサイクル（TCA cycle）は水が付加する反応，二酸化炭素を放出する反応（脱炭酸反応），水素が取られる反応（脱水素反応）などからなる複雑な反応である。これらの反応に関係する酵素は，いずれもミトコンドリアのマトリックス中にある。

TCAサイクルの過程はつぎのとおりである。反応経路全体がサイクルを形成する回路反応の一種で，サイクルの出発物質がクエン酸であるのでクエン酸回路といい，構成する有機物はカルボキシル基(COOH)を3分子持っているものが多いのでTCA（tricarboxylic acid cycle）サイクルともいう。またイギリスのクレブス（Krebs, H. A.）が1940年に発見したのでクレブス回路ともいわれている。これら

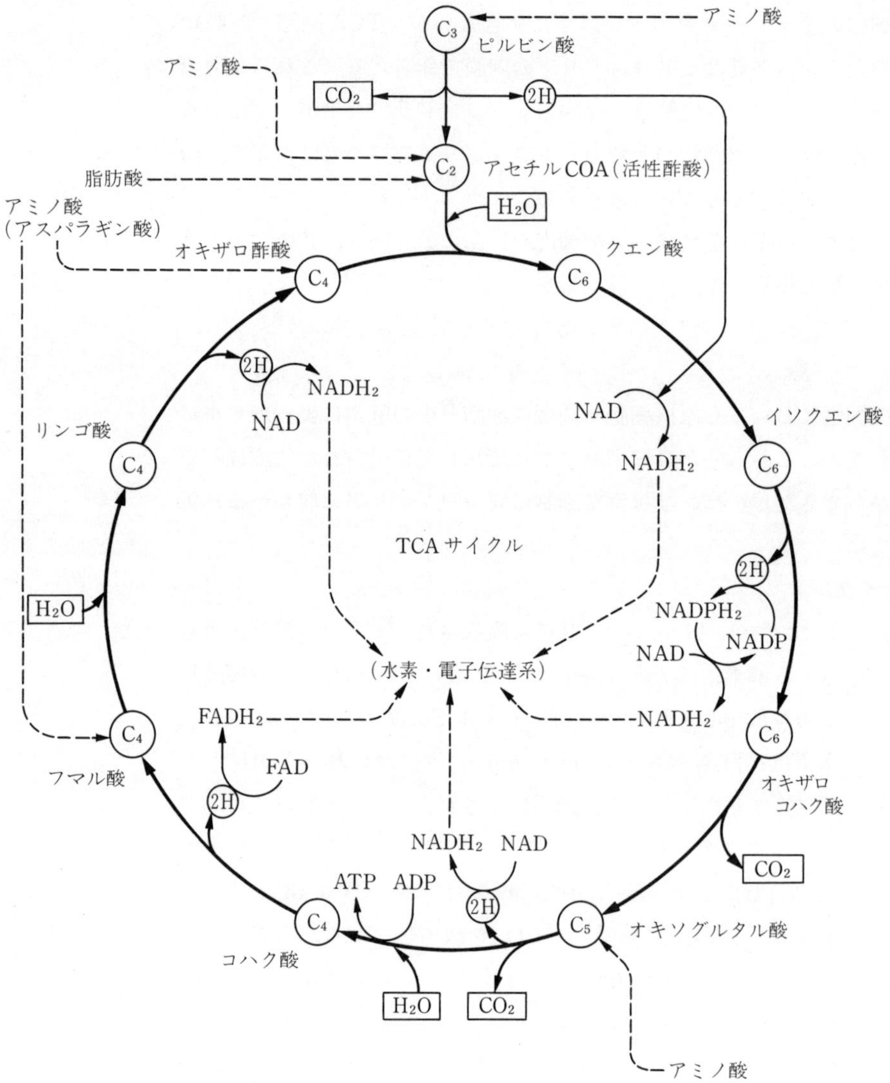
アミノ酸
$C_3$
ピルビン酸
アミノ酸
$CO_2$
2H
$C_2$
アセチル COA（活性酢酸）
脂肪酸
$H_2O$
アミノ酸
（アスパラギン酸）
オキザロ酢酸
$C_4$
クエン酸
$C_6$
2H
$NADH_2$
NAD
NAD
イソクエン酸
リンゴ酸
$C_4$
$NADH_2$
$C_6$
TCA サイクル
2H
$NADPH_2$
NADP
NAD
$H_2O$
（水素・電子伝達系）
$FADH_2$
$NADH_2$
$C_4$
$C_6$
フマル酸
FAD
2H
オキザロ
コハク酸
$NADH_2$
NAD
$CO_2$
ATP
ADP
2H
$C_4$
$C_5$
オキソグルタル酸
コハク酸
$H_2O$
$CO_2$
アミノ酸

| 酸化と還元 | 酸素の移動 | 水素の移動 | 電子の移動 |
| --- | --- | --- | --- |
| 酸　化 | $O_2$ → ● | ● → $H_2$ | ● → $e^-$ |
| 還　元 | ● → $O_2$ | $H_2$ → ● | $e^-$ → ● |

ブドウ糖が分解されて酢酸になる。その酢酸はミトコンドリアのマトリックス内で CoA と結合して活性酢酸（アセチル CoA）になる。
それはつぎにオキザロ酢酸と結合してクエン酸になる。このクエン酸はその後つぎつぎと化学反応を起こしながら $CO_2$ と H とを放し，オキザロ酢酸が完全に分解される。

**図 3.13**　TCA サイクル

3 種の名称は同等の重さをもって使われ，その場その場で語呂の響きのよさで採用されている。

TCA サイクルは非常に美しい整然とした回路を構成している。TCA サイクル

NAD (nicotinamide-adenine dinucleotide)

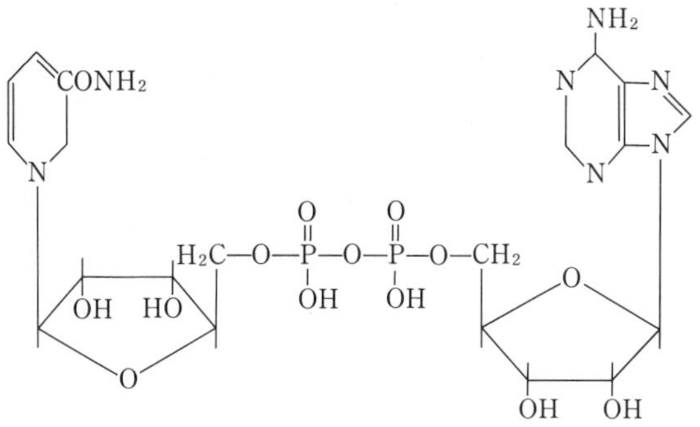

NADH$_2$ (reduced nicotinamide-adenine dinucleotide)

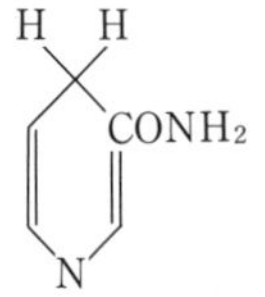

ブドウ糖分解の過程で生じる水素は NAD に受け取られる。NAD は還元されると NADH$_2$ になる。NAD は化学的に ADP が 2 個対称に結合したもので，ビタミン B グループの基礎を成す。

**図 3.14** 水素の処理

がどのようにして形成されてきたかということについてはまだ完全には解明されていない。しかし，その起源について重要な示唆を与える知見があるのでここに紹介しよう。

クロストリジウム菌（clostridium）やメタン菌（methane bacteria）のような原核生物の代謝はアセチル CoA がオキザロ酢酸と結合しクエン酸になるところから出発するが，その反応はイソクエン酸を経てオキソグルタル酸に至っている。しかしこれ以上は進行することはない。この経路は TCA サイクルの前半の部分と同一である。また原核細胞の中にはピルビン酸，オキザロ酢酸，リンゴ酸，フマル酸，コハク酸に至る経路を持っている菌もある。この経路は TCA サイクルの後半の部分と同じ構造となっている。ただし，進行方向は TCA サイクルとは逆で，還元反応の連続である。TCA サイクルに必要な酵素群はほぼ完全につくられていることを強く示唆するものである。このような所見は TCA サイクルが時計回りに進行する酸化反応群として初めから完成されたものではなく，試行錯誤を繰り返し，長い間すこしずつ発達してきたことを示している。生物が新しい機能と形態を構築するときには，古いシステムを捨ててまったく新しいシステムをつくるのではなく，古いシステムの上に新しいシステムを重ねてゆくという特徴がある。その特徴はここにもよく反映されている。

〔2〕 **水素伝達系**

TCA 回路は基本的に嫌気的に回転する代謝で前述のように脱炭酸と脱水素の連続反応系である。したがって，放出された水素原子(H)を処理する機構が必要にな

ってくる。その水素を処理して水素の電子の持つエネルギーを抽出する機構を水素伝達系 (hydrogen transport system) という。この機構はミトコンドリアの内膜に整然と配置された一連の酵素群から成り立っている。水素原子は図3.15のように各成分をつぎつぎとリレーされ，シトクロム (citochrome) のところで電子の流れに変換され，最後に空中から取り込んだ酸素に引き渡される。このために水素伝達系は電子伝達系 (electron transport system) とも呼ばれることがある。さらにまた，単に呼吸鎖 (respiration chain) とも呼ばれる。電子は水素伝達系を流れる間にしだいにエネルギーを放出していく。1個の電子が初めのNADから終わりの酸素に流れるまでに放出されるエネルギーはATPの型で蓄えられる。

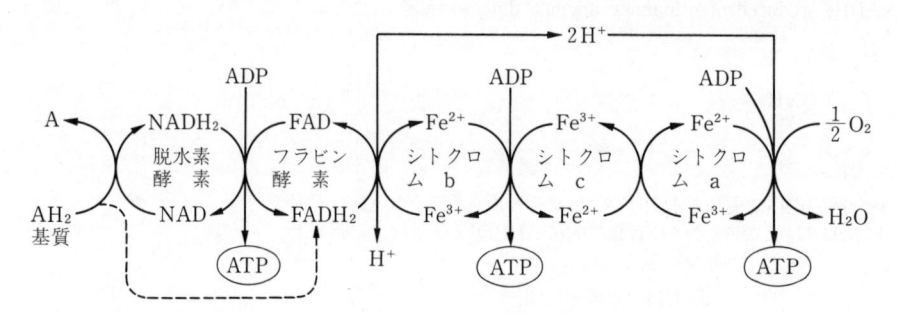

解糖で生じた水素やTCAサイクルで生じた水素は，励起されたままNADやFADに受け取られ，つぎつぎとリレーされ，シトクロムのところで電子を失い，$H^+$となって系からはずされる。こののち，取り出された電子はヘム鉄を酸化したり還元したりしながらシトクロムaまで運ばれ，そこで空気中から取り入れた酸素を還元する。還元された酸素$O^-$は前に電子を除去した$H^+$と結合して水となる。この過程で励起エネルギーはATPとして化学エネルギーに変換される。水素伝達系は電子伝達系ともいわれ，あるいは単に呼吸鎖とも呼ばれる。

図3.15　水素伝達系

　水素伝達系の役割は水素の持つ電子エネルギーを抽出することであるが，その本体を知るためには，光合成 (photosynthesis) の仕組みを知らなければならない。一般に緑色の植物や，特殊な細菌は光合成を行う能力を持っている。光合成は，細胞が二酸化炭素を吸収して，光と水の力を借りてブドウ糖を合成する同化機構 (anabolism) である。ブドウ糖は炭素を骨格として水素を還元材料として組み立てられた化合物である。その仕組みの概要はつぎのとおりである。光はエネルギーを持った粒子である。この粒子は光子 (photon) と呼ばれる。光子はいろいろの大きさのエネルギーを持っており，そのエネルギー $E$ は次式で定義される。

$$E = hc/\lambda$$

ここに，$h$ は定数，$c$ は光の速さ，$\lambda$ は波長。光子のエネルギーは，この式から，波長が短いほど，すなわち $\lambda$ が小さいほど大きいことがわかる。したがって，赤外線 ($\lambda > 800$ nm) は紫外線 ($\lambda < 400$ nm) よりエネルギーが小さい。赤外線から紫外線を経てX線に近づくほどその光の波長が短くなるので，光子が持つエネルギーは大きくなる。

　原子はすでに述べたように原子核とその周囲の一定の軌道を運動するいくつかの

電子から成り立っている．これらの電子は，その原子に定められた軌道を運動している．この状態は，エネルギーが最も低い状態にあってこれを基底状態 (ground state) にあるという．この原子に光を当てると，すなわちエネルギーを持った光子を加えると電子はエネルギーを吸収してエネルギー準位の高い軌道に移る．エネルギー準位の高い軌道を走る電子を励起状態 (excited state) にあるという．この電子がもとの基底状態に戻ると蓄えられたエネルギーは，外に向かって放出される．植物は葉緑体で可視光線を吸収して，ある原子団にエネルギーを与える．そのエネルギーを利用して，炭酸ガスと水からブドウ糖を構成するのである．したがって光の励起エネルギーはブドウ糖の中に保存されていることになる．

TCAサイクルにおいて放出された水素は励起状態にあって高い準位を保っている．その水素原子が水素伝達系の中をつぎつぎとリレーされていく間にエネルギーが放出される．基底状態に戻った電子は，体外から吸収した酸素原子の最外電子軌道にとらえられるのである．このようにして，光のエネルギーはブドウ糖が少しずつ分解されるにつれて放出され，ATPとして蓄えられていくのである．なお，ここでシトクロム，図3.16について説明するとシトクロムはヘム鉄を含む複合タンパク質で電子の授受は鉄の $Fe^{2+} \rightleftarrows Fe^{3+}$ という可逆的な変化によって行われる．

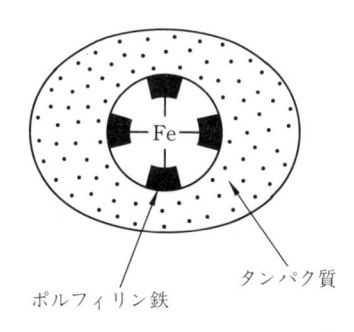

シトクロムはヘム鉄を含む複合タンパク質である．電子の授受は鉄の $Fe^{2+} \rightleftarrows Fe^{3+}$ という可逆的な変化によって行われる．シトクロムは好気性細菌にみられ，すべての呼吸鎖はシトクロムを含んでいる．

図3.16 シトクロム

以上述べてきたのは酸素を電子受容体とする好気的呼吸の原理であるが，遊離酸素がらん藻によってつくられるまでは酸素は大気中には存在していなかった．そのような状態でも呼吸を行うことのできる生物がいた．例えばある種の細菌は硝酸 ($HNO_3$) や硫酸 ($H_2SO_4$) が持つ水素を電子供与体として呼吸を行っていた．このような呼吸を嫌気的呼吸という．

これまで三つの段階に分けて説明したATPの生成量をここでまとめてみよう．まず解糖系では1分子のブドウ糖が六炭糖2リン酸になるとき2分子のATPが消費される．2分子の三炭糖が2分子のピルビン酸になるとき，4分子のATPが生成される．結局，2分子のATPがつくられる．また，ここでは2分子の $NADH_2$ が生成される．1分子の $NADH_2$ からは3分子のATPがつくられるので6分子のATPが生成される．それで8分子のATPがつくられることになる．

つぎにクエン酸回路では2分子のオキソグルタル酸からコハク酸になるとき，2分子のATPがつくられる．そして8分子の $NADH_2$ と2分子の $FADH_2$ を生成

する。だから $NADH_2$ は24個の ATP をつくり，一方1個の $FADH_2$ は2個の ATP をつくるので，ここでは4個の ATP ができる。つまりクエン酸回路では $2+24+4=30$ の ATP がつくられる。以上を合計すると38分子の ATP がつくられる。

水素伝達系はエネルギーの抽出に直接関係ある機構として最も重要であるが，そのシステムがどのような駆動源によって動作しているかということについて，明確な説明はなされていない。しかしこの機構の本質に最も近接していると見なされている説がプロトン勾配説（図3.17）である。その概要をここに紹介しよう。

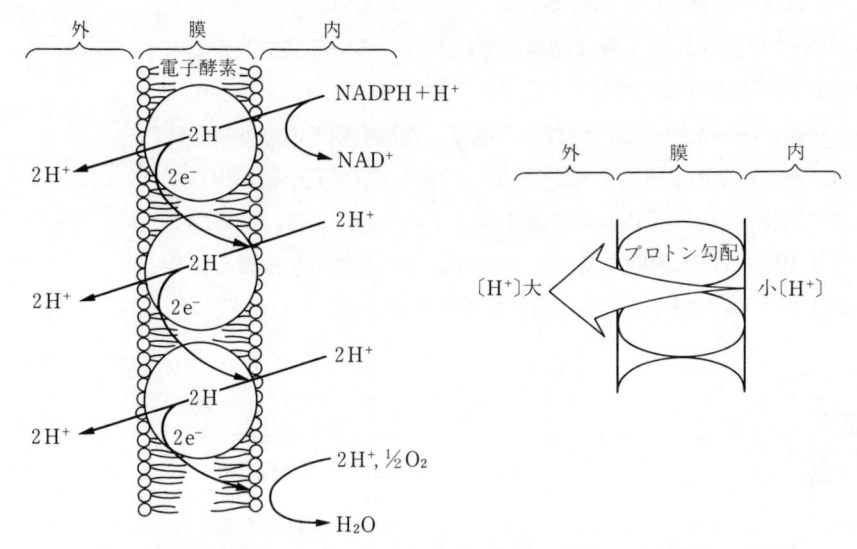

真核生物では呼吸鎖の電子伝達はミトコンドリアの内膜で行われる。内膜には電子酵素が配列しており，そこに基質 $R-H_2$ が与えられると酵素はこれをRと2個の水素原子（2H）に分解する。さらに水素原子を2個の水素イオン（$2H^+$）と2個の電子（$2e^-$）に分解する。この反応が膜内で繰り返されると膜の外側には水素イオン（$H^+$）が蓄積して膜の内外に電荷の勾配ができる。このことは，細胞膜が水素電子は容易に通過させるが水素イオンは通過させないという物理的性質によっている。このイオンの勾配が電子伝達の駆動力として利用されている。

**図3.17　プロトン勾配**

水素伝達系を触媒する酵素群はすべて膜内に配列している。すなわち，原核細胞では細胞膜の中に，真核細胞ではミトコンドリアの内側の膜に整然と配列されている。水素の持つ電子はこれらの酵素群を順々に流れていき，ついには酸素原子にたどりつく。この動作に用いられるエネルギーはつぎの機序によって形成されていることが知られている。ミトコンドリアは，電子の伝達あるいは ATP の水解によって膜にエネルギーが与えられると膜の内外に電気化学ポテンシャル差，すなわち，H 濃度差 $\varDelta pH$ と膜電位差 $\varDelta \phi$ が形成されることが実験的に知られている。すなわちミトコンドリアの内側について考えてみると，膜の内側にある基質 $RH_2$ は酵素によってRと2個の水素原子2Hに分かれている。これらの水素原子はさらに2個の水素イオン（$2H^+$）と2個の電子（$2e^-$）に分解される。この反応が繰り返される

と膜の外側には水素イオンが蓄積して，膜の内外にプロトン勾配を形成する。このプロトン勾配が電子を移送するエネルギーとして使われる。結局，電子酵素は細胞内の還元物質($RH_2$)から水素(2 H)を取り出し，水素イオン($2H^+$)に変えて膜の外部に放出したり，あるいは細胞内にある水素イオン($2H^+$)を水素原子に変えて($2H^+ + 2e^- \to 2H$)，再びこれを水素イオンに変え($2H \to 2H^+ + 2e^-$)，膜の外へ放出する。電気的に中性な原子は，細胞膜を比較的容易に通過することができるが，帯電したイオンは電気の電荷に妨げられて細胞膜を通過することはできない。このような膜の選択性がプロトン勾配をつくる源となっている。1対の電子がNADHから酸素に移動する間にミトコンドリアの内膜からは3対の水素イオン($3 \times 2H^+$)が外に放出される。

$$ADP + Pi \longrightarrow ATP + H_2O$$
　　　（無機リン）

ADPからATPを合成するエネルギーはプロトン勾配によって与えられる。細胞が行うATP合成にはこのような電子酵素による機序のほかに，代謝産物がリン酸と反応して高いエネルギーを持ったリン酸化合物をつくる機序がある。これは発酵系に見られるもので，始原的な形態であるといえよう。

〔3〕 **ブドウ糖以外の栄養素の代謝**

糖の代謝はすでに述べたとおりであるが，糖以外の栄養素，すなわち脂肪とタンパク質の代謝について簡単に述べるとつぎのとおりになる（図3.18）。

脂肪は脂肪酸とグリセリンに加水分解されてから呼吸基質となるか，さらに糖に変化されてから使われる。

脂肪酸は偶数個の炭素原子Cを持つ長い鎖状の分子で，化学式では一般に$CH_3(CH_2)_nCOOH$で表される。これが端のほうの炭素鎖から順次に$CH_3COOH$（酢酸）の形で分解されていく。これがミトコンドリアに吸収され活性酢酸になってTCAサイクルに入る。脂肪酸から離れたグリセリンは1分子のATPを使って解糖系に入りピルビン酸を経てTCAサイクルに入る。

〔4〕 **タンパク質**

タンパク質はアミノ酸がたくさん結合してできたものであるから，タンパク質が分解するとアミノ酸になってしまう。アミノ酸の構造式はつぎのようなものである。

$$\begin{array}{c} R-CH-COOH \\ | \\ NH_2 \end{array}$$

アミノ酸はもしRと$NH_2$が取れてしまえば酢酸に基本構造がよく似ていることに気が付く。すなわち，アミノ酸は分解されて酢酸になる。ほとんどのアミノ酸は直接酢酸になるが，なかには少し異なった経路をたどるものもある。例えば，グルタミン酸は脱アミノ反応によりTCAサイクルのオキソグルタル酸になる。また，アラニンは脱アミノ基によってピルビン酸になる。これらはいずれもミトコンドリ

## 3. 細胞呼吸

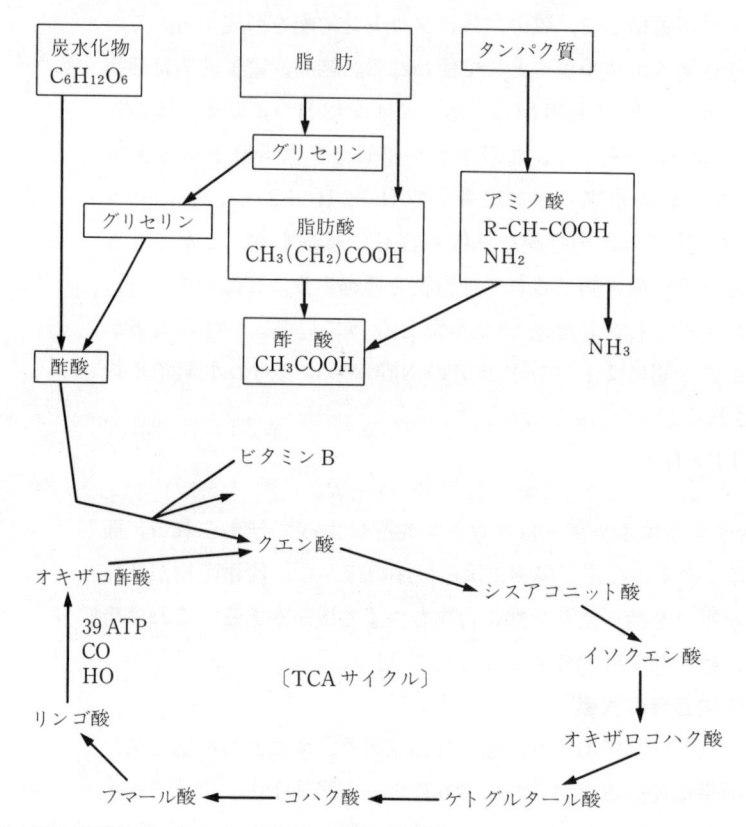

```
炭水化物          脂肪           タンパク質
C6H12O6            │                │
    │              ↓                ↓
    │          グリセリン        アミノ酸
    │              │           R-CH-COOH
    ↓              ↓               NH2
グリセリン      脂肪酸               │
    │       CH3(CH2)COOH           ↓
    │              │              NH3
    ↓              ↓
   酢酸         酢 酸
              CH3COOH
```

```
                ビタミンB
                  │
                  ↓
              クエン酸 ────→ シスアコニット酸
               ↗                    │
オキザロ酢酸                          ↓
    ↑        〔TCAサイクル〕      イソクエン酸
  39 ATP                              │
   CO                                 ↓
   HO                            オキザロコハク酸
    │                                 │
 リンゴ酸                              ↓
    ↑                            
 フマール酸 ←── コハク酸 ←── ケトグルタール酸
```

ブドウ糖は代謝されてピルビン酸を経て酢酸に，脂肪はグリセリンと脂肪酸に分解され，グリセリンはブドウ糖と同じ過程を経て酢酸になる。一方，脂肪から生じた脂肪酸は端から順々に分解されて酢酸になる。タンパク質はアミノ酸に分解され，$NH_2$ と COOH を失って多くの場合直接酢酸になる。

**図 3.18 栄養素の代謝**

ア内で TCA サイクルに合流する。

## 3.4 自由エネルギー

　一般に，自然に進行する化学反応は熱が発生する反応である。しかし，必ずしも発熱反応ばかりではない。食塩などが水に溶けるとき，熱を周囲から吸収してしまう。これは規則正しく原子が配列している結晶状態から運動自由度の高い分子あるいは原子状態になったとき，それらの粒子が熱を必要とするからである。このように化学反応には熱を発生する反応もあれば熱を吸収する反応もある。したがって，自然に反応が進行するかどうかの尺度としては，熱の出入りだけでは，一つの法則にまとめることができない。そこで別の規準として，自由エネルギー変化 (free energy, $\Delta G$) というものが考え出された。

　熱力学の第1法則によれば，ある系と外部との全エネルギーは一定である。これは別名，エネルギー保存の法則と呼ばれる。

## 3.4 自由エネルギー

$$\Delta E = Q - W \tag{3.1}$$

ここで，$Q$ は系が吸収した熱量，$W$ は系が外部に行った仕事量である。しかし，この式だけでは，ある反応の起こりやすさを予測することができない。そこで予測のために系の無秩序の度合いを示す指標としてエントロピー変化（$\Delta S$）という概念が導入され，熱力学第2法則が設定された。系と外部のエントロピーの総和が増加する反応のみが自然に進行できる。前述の自由エネルギーという概念が用いられる。自由エネルギー（$G$）は次式で表される。

$$\Delta G = \Delta H - T\Delta S \tag{3.2}$$

ここで，$\Delta G$ は一定の温度（$T$），一定の圧力（$P$）の条件下で変化する系の自由エネルギー変化，$\Delta H$ はその系のエンタルピー変化，$\Delta S$ はエントロピー変化である。$\Delta H$ は次式で定義される。

$$\Delta H = \Delta E + P\Delta V \tag{3.3}$$

一般に生化学反応における $\Delta V$ は無視できるので $\Delta H$ は $\Delta E$ に等しい。そこで次式が得られる。

$$\Delta G = \Delta E - T\Delta S \tag{3.4}$$

この式（3.4）によれば，$\Delta G$ が負の反応のみのときは進行し，$\Delta G$ がゼロならその系は平衡にある。$\Delta G$ が正であれば，外部から自由エネルギーを供給してやって初めてその反応が進行することになる。

二つの物質が反応して新しい物質ができるときの反応速度は原料が多いほど速いことは常識的に納得できる。

　　原料 A ＋ 原料 B ⇄ 産物 C ＋ 産物 D

この反応において合成速度 $V_1$ は

$$V_1 = [原料Aの濃度] \times [原料Bの濃度] \times k_1$$

となる。$k_1$ は物質 A と物質 B との相性（親和性）を表している。この反応は生体においては逆の方向にも進むのである。逆方向の合成速度 $V_2$ は

$$V_2 = [産物Cの濃度] \times [産物Dの濃度] \times k_2$$

となる。そして，ある点でこの反応は平衡状態に達してしまい，$V_1 = V_2$ となる。

以上を整理してみると

　　A＋B⇄C＋D

この式を

$$\frac{[C] \times [D]}{[A] \times [B]} = \frac{k_1}{k_2} = K$$

この $K$ を平衡定数（equilibrium constant）または解離定数（dissociation constant），または電離定数（electrolytic dissociation constant）という。

前述のように，系が平衡状態に達するまでに取り出せる仕事のエネルギーは自由エネルギー変化（$\Delta G$）として求めることができる。具体的には平衡定数 $K$ を求めて

$$\Delta G = RT \ln K$$

から求めることができる。$R$ は気体定数（1.987 cal/mol°C），$T$ は絶対温度，ln は自然対数である。

解糖系のブドウ糖の自由エネルギー変化は $C_6H_{12}O_6 \rightarrow 2\,C_3H_6O_3$，$\Delta G = -52$ kcal/mol，解糖系＋TCA 回路のときは $C_6H_{12}O_6 + 6\,O_2 \rightarrow 6\,H_2O + 6\,CO_2$，$\Delta G = -686$ kcal/mol となり（－はその反応が自然に進行することを示す），二つの系には化学エネルギーの遊離量に 13 倍の差がある。

自由にエネルギー変化が酸化還元反応によっておきるときは，酸化還元電位差から自由エネルギー変化を求めることができる。

$$\Delta G = -nF\Delta E$$

ここに，$F$ はファラデー定数(23 kcal/mol)，$n$ は反応の際に授受される電子の数である。完全な呼吸系は酸化還元電位を順々に異にした一連の成分からなっている。伝達される電子は NAD（標準酸化還元電位は $-0.32$ V）から供給される FAD，シトクロームを経て酸素原子に電子を与えて還元し $+0.82$ V の電位に達するまで連続的に伝達される。この系の電位変化に伴って自由エネルギーの減少がおこる。そして放出された自由エネルギーは ATP の合成に用いられる。ATP と酸素の間の全電位は $+0.82+0.32=1.14$ V であり，もし，電子伝達系と ATP 合成の関連が破られると遊離エネルギーは熱として消費されてしまう。以上で，生命が物質の電子レベルでの結合エネルギーを化学エネルギーに変換して利用する機序の一端が理解されるであろう。

# 4 内 部 環 境

　ベルナール（Bernad, C.）が内部環境（milieu interieur）の恒常性という概念を初めて提唱して，近代生理学の基礎を築いたのであるが，内部という言葉と環境という言葉は矛盾する。しかし，細胞社会において細胞の活動する環境を体液と考えるならば矛盾はない。

## 4.1 輸 送 系

### 4.1.1 輸 送 系

　原始の生物は海水の中で発生し，海の中で進化し，海中の生活を4億年前まで続けていた。海水は温度変化も少なく，塩分濃度も一定して住みよい環境であった。しかし，単細胞生物の中には，集団生活を通じて多細胞体制を採用するものも現れてきた。単細胞生物が細胞内構造の分化によって，異なる機能を分担させたのに対して，多細胞生物は細胞間の機能分化と集団化によって組織（tissue）や器官（organ）を構成し，細胞社会の活動を調和しつつ生命活動を効率よく行う体制をつくり出した。

　しかし，体制が複雑化して大形の生物になるにつれて，体の隅々にまで，体液の濃度を一定にする装置が必要となる。このためにある生物は，体内に海水を取り入れて循環する"管"を発達させた。その後さらに進化した生物は，海水を体内に閉じ込めて，何度も浄化して使うための装置を発達させた。このために陸上生活も可能になったと思われる（図 4.1）。

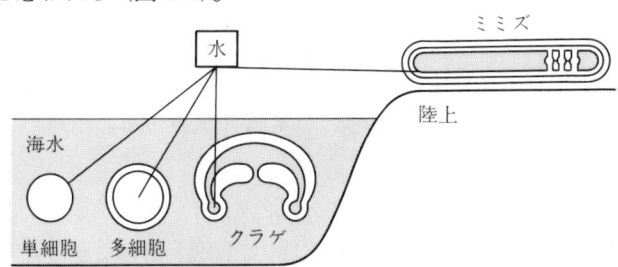

単細胞時代に安定した環境を与えてくれた海水は多細胞生物の体内に閉じ込められ，内部環境を与えるものとなった。生物の進化とともに，体内の液体を循環させる装置と液体の浄化装置が形成されるようになった。

図 4.1　輸 送 系

## 4. 内 部 環 境

　初め，体の外にあった海水という環境は，体内に包み込まれて内部環境をつくるようになった。しかし，内部環境をつくる体液もそのままとどまっていたのでは生活物質は減少し，老廃物がたまって生命活動を維持することができなくなる。このような状況に対処するために，多細胞生物は体液を移動させて必要物質を補給し，不要物を搬出する輸送系（transport system）を発達させた。

　地球上に最初に現れた多細胞生物は海綿動物である。組織や器官は分化していない。体の中央には，大きな内腔があって，体表面にある小孔と細管によって連結している。栄養物は細管を通じて細胞内に取り込まれて消化される。このような消化方法は細胞内消化といわれている。

　動物の進化とともに消化機能の効率は高まった。クラゲのような腔腸動物には，細管が網目状につながった閉鎖回路が形成されている。細管に取り込まれた海水は，閉鎖回路を再循環する。もしこの回路に消化酵素を分泌したら，消化酵素も栄養物とともに循環して流れ，消化効率は著しく向上する。腔腸動物の輸送系は消化と循環をあわせて行っている。消化管としての機能が発達した輸送系は，消化機能は上昇したが，一方では管内の水分が濃縮し，$O_2$，$CO_2$，栄養物などを運搬する効率は著しく損なわれるようになった。新しい形の輸送系が要求されるようになったのである。紐形（ひもがた）動物には，血管の形成が認められる。しかし，このレベルの血管は組織間隙を血液循環に利用した開放血管系である。しかし，血管の一部分に蠕動（ぜんどう）運動を行う部分が現れ，これが血液を循環させる機序となった。このレベルで初めて循環系は消化管から完全に分化したのである。

　未発達の段階にある動物の血管系は，血管全体が蠕動運動を行って血液を循環させていた。しかし，細胞数が増すにつれて，蠕動できる血管の部位は狭められ，蠕動は血管の一部だけに限られるようになった。心臓の始まりである。心臓は環形動物以上の動物に見られる。心臓はやがて細管状から袋状になって駆動効率を高めると同時に，筋肉層を厚くして末梢の高い血管抵抗に対処するようになった。末梢抵抗に打ち勝って血液を送り出す部分と全身を循環して還ってくる血液を受け入れる部分とが同一の構造であることは，仕事効率を減少させ，エネルギーの浪費につながる。このため，全身に血液を送り出す心室と全身からの血液を受け入れる心房とが分化した。この分化は軟体動物において初めて見いだされる。さらには動脈血と静脈血との混合を防ぐ隔壁が発達した。えら呼吸から肺呼吸への変換に対応するように，心臓は1心房1心室から2心房2心室の構造となって，その完成された形はヒトに認められる。

　ヒトの体は階層構造をなす細胞社会であり，熱力学でいう開放システムに属している。したがって，エネルギーをみずから供給することによって衰退と解体に至るまでの時間を延長する能力を持っている。細胞社会は活動し，その活動は一時も止まることはない。このような細胞社会の動的な定常状態はエネルギーの供給と消費，そして老廃物の排泄という過程を繰り返している。この過程の円滑な進行を支

えているのが輸送系である。

　細胞は周囲の環境に必要な栄養物が存在し，老廃物の蓄積が一定以下の濃度でないと存在できない。したがって，心臓・血管系はこれらの条件を全うする機能を持たなければならない。**図4.2**は循環系を最も単純な形で示したものである。

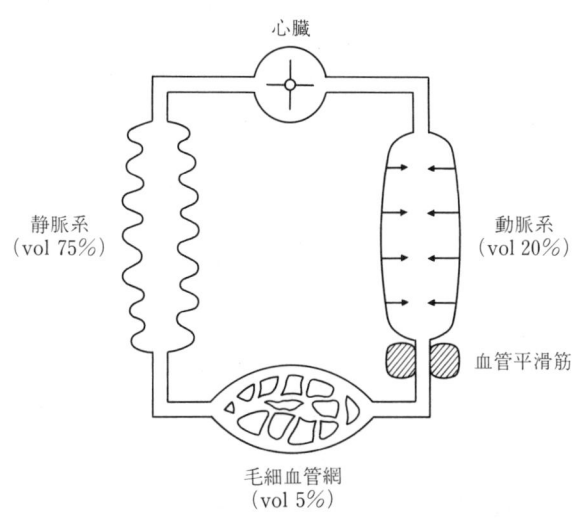

（心臓／静脈系（vol 75%）／動脈系（vol 20%）／血管平滑筋／毛細血管網（vol 5%））

心臓を含めた循環系は，動脈系，毛細血管系，そして静脈系に大別されるが，それらはたがいに結合して閉鎖回路を形成している。心臓から発する血管を動脈と呼び，心臓に戻る血管を静脈という。両者をつなぐ広い領域に微小な血管系が分布し，毛細血管といわれる。これらの領域には，それぞれ分担すべき役割が備わっていて，生命の中心は毛細血管で灌流される領域で，全血液の5%が分配されている。動脈系は圧力の発生と維持の役割を担い，全血液の20%を占める。静脈系は代謝産物を集めて心臓に戻す役割を果たし，全血液の75%が与えられている。毛細血管の血液量に対して他の系の血液量が多く分配されているのは毛細血管の不断の血流を保証するためである。

**図4.2　心血管系の基本型**

### 4.1.2　体　　　液

　体液について少し考えてみよう。個々の細胞は独立した生命として存在することを主張するが，それを支えるのが環境である。多細胞生物の場合，内部環境は体液ということになる。ヒトの細胞が生命活動を行うための環境の広さを，重量という観点から眺めてみよう。

　ヒトの場合，体液（total corporal fluid）は体重の60%を占める。体液は細胞の内側にあるものと，外側にあるものとに大別される。前者を細胞内体液（intracellular fluid）といい，体重の40%である。後者を細胞外体液（extracellular fluid）といい，体重の20%である。細胞外体液は，さらに血管の外側に存在するものと内側に存在するものに分けられる。つまり，細胞外血管外体液（extracellular, extravascular fluid）が体重の15%を占める。この体液はまた，間質液（interstitial fluid）ともいわれる。残りの5%が細胞外血管内体液（extracellular intravascular fluid) となる。ただし，血液については特別な考慮が必要である。なぜならば，血液は体液成分と細胞成分とでできているからである。

　体液成分を血漿 (blood plasma) といい，細胞成分は血球 (blood cell) の集まりで血小板 (platelet)，白血球 (white blood cell)，赤血球 (red blood cell) からなる。血球成分の全血液量に占める体積の割合をヘマトクリット (hematocritt) といい，ヒトでは 40～50 % を占めている。つまり，血液は体液成分と血球成分とからできていて，血液の重量は体重の 8 % である。血液量はつぎのように簡単な計算で求めることができる。例えば体重 50 kg のヒトについて考えてみよう。このヒトの血漿量は 50 kg の約 5 % であるから 2.5 kg，ヒトの血液の比重は，1.05 g/m$l$ であるからおおよそ 1.0 とし 2.5 $l$ となる。血液は $(2.5+x) l$ となる。このことから次式が誘導される。

$$\frac{2.5}{2.5+x}=0.6$$

　上式の右辺は，ヘマトクリットの値から求めた数である。すなわち，ヘマトクリット値が 40 % であれば，血漿成分は 60 % の体積を占めているから，係数 $(x)$ は上式から 1.6 となり，全血液量は 2.5+1.6=4.1 $l$ となる。簡便法として，血液が体重の 8 % であるとすると，血液量は 4 $l$ となる。いろいろな体重について計算してみると，この 8 % という係数は妥当な値といってよいことがわかる。以上を表にまとめると**表 4.1** となる。

表 4.1　体液の体重に占める重量%

1.　全体液量　60 %
2.　細胞内液量　40 %
3.　細胞外液量　20 %
　　① 血管外細胞外液量＝間質液量　15 %
　　② 血管内細胞外液量＝血漿量　5 %
＊ただし，全血液量は 8 %

　血液は心臓血管系の中に満たされており，その量は全体重の 8 % に相当する。赤色の不透明な色をした液体で，その中に血球と呼ばれる細胞を多数含んでいる。前述のように，血液の液体成分を血漿と呼び，細胞成分を血球という。血液を試験管に入れて 1 分間に 3 000 回転の速さで遠心分離すると，血漿，血小板，白血球，赤血球に分けることができる。血漿は間質液と電解質組成，水素イオン濃度 (pH)，糖分，アミノ酸などの含有量は等しい。

　血漿は淡黄色をしたやや粘ばり気のある液体で，約 7 % のタンパク質を含んでいる。そのために液体成分を血管外から血管内に吸引しようとする力が生じる。この力は約 30 mmHg の吸引力に相当する。したがって，血管内外の圧力を等しくするためには，血管内に少なくとも，30 mmHg の圧力が必要となる。この値は末梢

の血管について成立することであるが，この値を達成するためには，体血圧は約100 mmHg の圧力がなければならない。ヒトの平均血圧が 100 mmHg というのは，末梢血管の血圧 30 mmHg を維持するための駆動圧である。末梢血管に発生する圧力を，膠質浸透圧（colloidal osmotic pressure）といい，血清中のタンパク質によって生じる。

　血漿にガラス棒を差し込んでかき混ぜると，やがて白い糸くずのようなものが析出してくる。この物質はフィブリン（fibrin）といい，血液を凝固させる役割を分担する。血漿からフィブリンを取り除いたものを，血清（blood serum）という。一方，細胞成分はそのほとんどすべてが，赤血球で，ほんのわずかなものが白血球と血小板である。具体的な数でいうならば，1 辺が 1 mm の立方体の中に赤血球が 500 万個，血小板は 20 万個，白血球は 5 000 個含まれる。1 mm³ 中に赤血球が 500 万個含まれるというと驚くかもしれないが，それほど大きな数ではない。赤血球の直径は 7.5 μm，厚さは 2.5 μm である。この数に基づいて，赤血球の容積を計算して，その数値で，1 mm³ の容積を除すと，1 000 万個という値になる。1 mm³ の箱に，赤血球を整然と積み上げると 1 000 万個が入りうるのである。このことを考えると血液中における赤血球の生活空間は，それほど過密なものではない。赤血球の数は白血球の数の千倍である。

　赤血球は，中央が凹んだドーナツのような形をしている。血球の中にヘモグロビンという鉄を含んだタンパク質を持っている。赤血球の赤い色は，ヘモグロビンによってつくられる。ヘモグロビンは，酸素の多い環境では酸素と強く結合し，炭酸ガスの多い環境では炭酸ガスと結合する。そのために，ガスの運搬をもっぱらの役割としている。血液 100 ml 中に，ヘモグロビンは 15 g 含まれている。ヘモグロビン 1 g は 1.34 ml の酸素と結合するので 100 ml の血液は 20 ml の酸素を運搬することができる。もしヘモグロビンがなくて，酸素の血液中に物理的に溶け込むだけであるとすると，たとえ 100 % の酸素であっても 0.024 ml しか溶けない。

　ちなみに，全身を巡って酸素の消費された状態の静脈血には，酸素が 14 % 含まれている。つまり，全身を血液が一巡する間に，酸素は約 5 % 消費される。ここで留意したいことは，静脈血にも取り込んだ酸素の 70 % が残っているということである。これは，生体が不慮の事故に遭遇した場合の予備槽として，保持しておこうという戦略を反映したものである。

　赤血球を含めてすべての血液成分は，骨髄といわれる組織でつくられる。骨髄は骨の中心にあるゼリー状の組織である。胎生時には，肝臓，脾蔵，リンパ節などでも血液をつくるが，正常成人では，骨髄だけが造血を行う。骨髄の中に血球の基となる組織があり，これを血液幹細胞（stem cell）という。この細胞から赤血球の基となる前赤芽球が生ずる。前赤芽球は核を持っているが赤血球が成熟する段階で核が消失する。そのために赤血球はドーナツ形を呈することになる。核がないということは，細胞に意志がないということを意味し，赤血球はガスの運搬だけに専念

する細胞として働いている。

## 4.2 水素イオン濃度

われわれはブドウ糖を酸化して，そこからエネルギーを得ている。ブドウ糖1分子が完全に酸化すれば，6分子の$CO_2$が発生する。この$CO_2$が水に溶けて$H_2CO_3$をつくるとすれば，そこから水素イオンが遊離してくる。ヒトが正常に食事をとっていると1日に発生する$CO_2$の量は$360\,l$に達するという。もしこの$CO_2$のすべてが水と反応して$H_2CO_3$になるとすれば，それは$2.4\,l$の濃塩酸に相当することになる。またブドウ糖が$CO_2$と$H_2O$とに分解されるまでにピルビン酸，酢酸，クエン酸，オキザロ酢酸のような酸をたくさん産生する。これではヒトの体は酸であふれてしまうのではないかという不安にかられてしまう。しかし，ヒトの血液の水素イオン濃度を測定してみると，ほとんど中性か，それに近いような濃度を示す。これは酸をまったく含まない水の水素イオン濃度にほぼ等しいか，それより少ない量である。もっと水素イオンの濃度が高くてもよいのにどうして血液の水素イオン濃度が低いのであろうか。そのメカニズムについて，この節では考察することにしよう。

酸をまったく含まない水でも水素イオンは$1/10^7\,mol$ほど存在する。それは$H_2O$がごくわずか$H^+$と$OH^-$とに解離しているからである。また$CO_2$が水に溶けてできた$H_2CO_3$はごくわずかの$H^+$を解離する。その反応は次式の通りである。

$$H_2CO_3 + H_2O \rightleftarrows H^+ + HCO_3^-$$

水素イオンは$H_2CO_3$から遊離したものである。このように$H^+$を遊離することのできる物質を酸（acid）という。陰イオン$HCO_3^-$は，$H^+$を受け取る能力をもっている。このような物質を塩基（base）という。また酢酸やクエン酸，オキザロ酢酸のように体内でつくられる酸はほとんどすべてCOOHというカルボキシル基を持ったカルボン酸（carboxilic acid）である。カルボン酸はR-COOHのようにまとめて表すことができる。カルボン酸は水に溶かすと$H^+$を放してR-COO$^-$という陰イオンになる。

炭酸もカルボン酸も一般には弱酸といわれている。その理由は遊離する$H^+$の量が少ないからである。なぜ遊離する$H^+$の量が少ないかといえば，これらの弱酸が$H^+$に対して著しく強い親和性を持っているからである。その酸に含まれる$H^+$の量が少ないからではない。

これに反して塩酸（HCl）や硫酸（$H_2SO_4$）などの酸は強酸といわれる。その理由は強酸が$H^+$に対して弱い親和性しかもっていないからである。そのために$H^+$が多量に溶液中に放出される。炭酸の1 molも塩酸の1 molもその中に含まれている水素原子の量は同じであり，この量を総酸度（total acidity）という。水に溶け出して酸として作用する水素原子の量のことを実効酸度（actual acidity）という。水

に含まれる $H^+$ の量は $1/10\,000\,000\,mol$ である。

### 4.2.1 水素イオン濃度 pH

　正常の血液に含まれる $H^+$ の水素イオンの濃度は，$1/25\,118\,864\,mol$ である。これらの数はけた数が多いのでその具体的な量はなかなか理解しにくい。そこで一つ工夫してみよう。$1/10\,000\,000$，$1/25\,118\,864$ をべき数を用いて表すと，それぞれ $10^7$ 分の $1\,mol$，$10^{7.4}$ 分の $1\,mol$ と書き表すことができる。このように，すべての数は $10^x$ という形で表すことができる。例えば $10=10^1$，$100=10^2$，$1\,000=10^3$ となる。小数点以下の数も同じように，$1/10=10^{-1}$，$1/100=10^{-2}$，$1/1\,000=10^{-3}$ と表すことができる。このようにすると，$1/10\,000\,000=10^{-7}$ となる。すなわち，常用対数で表すとべき数だけで任意の数を表すことができる。そしてその対数にマイナスの符号を付けたものを新しい単位として用い，その記号を pH とすれば，$10^{-7}$ は pH 7，$10^{-8}$ は pH 8，…となる。この pH という新しい単位は溶液の $H^+$ の濃度を表すために考案されたもので，つぎの関係がある。

$$\mathrm{pH} = -\log[H^+] = \log\frac{1}{[H^+]}$$

ただし，〔　〕はモル濃度を表す。なお pH とは potential of hydrogen ion の略号である。

　pH の表現は便利なものであるが，水素イオン $OH^-$ 濃度を無視し，$H^+$ の濃度のみで表すために，ときに混乱を起こすことがある。水はごくわずかに解離して $H^+ + OH^- \rightleftarrows H_2O$ の形となり，この解離はすべての中和反応の基礎となる。その解離は次式で表される。

$$\frac{[H^+][OH^-]}{[H_2O]} = K_w$$

ここに，$K_w$ は水の解離定数といわれる。水の濃度は一定と考えることができるので，つぎのように変形することができる。

$$[H^+][OH^-] = K_w$$

ここに，$K_w$ は水のイオン積といわれ，温度によって変化するが，室温においては約 $10^{-14}$ である。$[H^+]$ が $10^{-7}$ より大きいときは酸性，$10^{-7}$ より小さいとき，あるいは $[OH^-]$ が $10^{-7}$ より大きいときはアルカリ性となり，$[H^+]$ と $[OH^-]$ が等しいときは中性である。したがって中性の場合は $[H^+]=[OH^-]$ であるから

$$[H^+]^2 = 10^{-14}$$

ゆえに中性の場合の $H^+$ 濃度は $10^{-7}\,mol$ となる。したがって pH 7.0 は中性であり，pH<7.0 は酸性，pH>7.0 はアルカリ性である。

　pH 単位は小さな数を扱う場合には確かに便利である。しかし，指数，関数に基づいているので数の大小が量の大小と直線関係にならないという欠点がある。使い慣れればその数で示される量を推測できるようになるが，それにはかなりの時間と

経験が必要である。

pHのほかになにか使いやすい単位はないであろうか。モル濃度を使うというのが答えの一つである。1 molという単位は原子または分子の数が$6.023\times10^{23}$個のとき，それを1 molというのであるから，molという単位を使えば量の大小を素直に表現することができる。例えば中性の水のpHは7である。というのはこのときの水素イオンの濃度は$10^7$分の1 molということである。この数をmolで簡単に表す方法を工夫してみよう。1 molの1/1 000がmmol（ミリモル）。その1/1 000が1 $\mu$mol（マイクロモル），さらにその1/1 000がnmol（ナノモル）である。つまり，1 nmolとは$1/10^9$ molである。そうすると$1/10^7$ molは100 nmolとなる。このように，nmolという単位を使えば小さい単位を素直に表すことができる（**表4.2**）。

**表4.2** pHとnmol単位

| pH | nmol | pH | nmol |
|---|---|---|---|
| 7.0 | 100 | 7.4 | 40 |
| 7.1 | 80 | 7.5 | 32 |
| 7.2 | 63 | 7.6 | 25 |
| 7.3 | 50 | 7.7 | 20 |

nmol単位を用いると中性の水の水素イオン濃度は100 nmol。血液の正常の水素イオン濃度は40 nmolとなって，数量的な関係がはっきりわかる。正常血液は中性の水より水素イオン濃度が低いということが素直に理解できる。

体液の水素イオン濃度を一定に保つ作用は，体液のホメオスタシスのうちでも重要な機能の一つである。体液は生体の複雑な代謝の場であり，生体内のすべての反応は水を溶媒としている。その水のごく一部は水素イオン($H^+$)と水酸イオン($OH^-$)に解離しているし，生化学的反応は$H^+$を与えたり受けたりする形式が多く，例えばR-COOH型のものはRCOO$^-$と$H^+$に解離しやすい。また，からだのエネルギーは，すべて高エネルギー化合物の代謝によって与えられるが，代謝の酸化還元過程を媒介する酵素はすべて$H^+$濃度に非常に鋭敏に反応する。両性電解質であるタンパク質の構造や機能も$H^+$濃度に影響を受けやすい，また，生体内でエネルギーを与えるような酸化反応は一般に酸を形成することが多く，したがって代謝の終末産物は酸性のものが多い。したがって$H^+$濃度の調節はきわめて重要である。

### 4.2.2 弱　　　　酸

$CO_2$は水に溶けるとつぎの反応で炭酸($H_2CO_3$)をわずかにつくる。このときの反応は

$$CO_2 + H_2O \rightleftarrows H_2CO_3 \rightleftarrows H^+ + HCO_3^-$$

上式を見ればわかる通り，$H_2CO_3$は水に溶けると$H^+$を放出してみずからは

$HCO_3^-$ となる。このことは $HCO_3^-$ (重炭酸, bicarbonate) が $H^+$ を吸収することができることを示している。$H_2CO_3$ についてもう少し考察を続けよう。$H_2CO_3$ が水に溶けたときの反応は，これまで述べたように

$$H_2CO_3 + H_2O \rightleftarrows H^+ + HCO_3^-$$

上式の左辺は，$H_2CO_3$ が水と反応して右辺のような物質をつくろうとするときの反応である。このときの反応の速度は，$H_2CO_3$ と水との親和性を $k_1$ とすると左辺の反応速度は

$$v_1 = [H_2CO_3][H_2O] \cdot k_1 \quad ([\ ]\text{は濃度を表す})$$

一方，右辺の反応は $HCO_3^-$ と $H^+$ とが反応して左辺へ進行しようとしていることを示しているので，そのときの反応速度は

$$v_2 = [H^+][HCO_3^-] \cdot k_2$$

となる。生体内の化学反応はほとんどが可逆的な反応であるから上式において反応は右辺に向かったり左辺の方へ向かったりする。そしてある点で均衡がとれる。このときの反応は $v_1 = v_2$ であるから

$$[H_2CO_3][H_2O] \cdot k_1 = [H^+][HCO_3^-] \cdot k_2$$

両辺を左辺で割れば

$$\frac{[H^+][HCO_3^-]}{[H_2CO_3][H_2O]} = \frac{k_1}{k_2}$$

この反応において $H_2CO_3$ は弱酸なので，水溶液中では反応前も反応後もその濃度はほとんど変わらない。

この式は反応が平衡に達してしまい，それ以上進行しないことを意味しているので化学反応の平衡式という。ここで $k_1/k_2 =$ 平衡係数 (equilibrium constant) といい，一般には $k_1/k_2 = K$ と表す。ここで分母は炭酸 $H_2CO_3$ が水と反応するときの反応速度，分子は $H^+$ と $HCO_3^-$ とがある濃度で平衡していることを意味する。したがって $[H^+]$ と $[HCO_3^-]$ とはたがいに等しい濃度である。

$$\frac{[H^+][HCO_3^-]}{[H_2CO_3][H_2O]} = K$$

上式において $[H_2O]$ は溶媒としての水の濃度であるから一定と考え，これを無視する。

$$[H^+] = K \frac{[H_2CO_3]}{[HCO_3^-]}$$

これは Henderson, L. J. (1879〜1942) が無機化学の酸・塩基平衡における水素イオン濃度の定量に用いた有名な式で，酸 = 分子と塩基 = 分母 との比で水素イオン濃度が定まることを示したものである。水の解離はごく微量なので $[H^+]$ と $[HCO_3^-]$ とは等しい。したがって上式はつぎのように変形することができる。

$$\frac{[H^+]^2}{[H_2CO_3]} = K \qquad [H^+] = \sqrt{K} \times \sqrt{[H_2CO_3^-]}$$

この式は炭酸の水溶液においては水素イオン濃度は炭酸の濃度の平方根に比例することを示している。このように炭酸すなわち弱酸の水溶液は弱酸の濃度の平方根で効いてくるので，それ自身が水素イオンの変動を抑える働きがある。これはすべての弱酸に共通した性質である。さて Henderson によって示された化学平衡式に log の概念を導入すると式はつぎのように改められる。

$$-\log[H^+] = -\log K - \log \frac{[H_2CO_3]}{[HCO_3^-]}$$

ここで $-\log[H^+] = pH$, $-\log K = pK$ とすると

$$pH = pK + \log \frac{[HCO_3^-]}{[H_2CO_3]} \text{ となる。}$$

この式は Henderson の式を pH 表現したもので，Hasselbalch, K. (1874～?) により提案された。したがって Henderson-Hasselbalch の式という。この式において $pK$ は解離定数ともいわれ，物理化学的に定まった値で，すべての弱酸に固有の数である（**表4.3**）。炭酸（$H_2CO_3$）の溶液においては $pK=6.1$ である。

表4.3 弱酸の解離定数

| acid | | $K_a$ | $pK_a = -\log K_a$ |
|---|---|---|---|
| acetic acid | （酢　　　酸） | $1.86 \times 10^{-5}$ | 4.73 |
| acetoacetic acid | （アセト酢酸） | $1.6 \times 10^{-4}$ | 3.8 |
| barbital | （バルビタール） | $3.7 \times 10^{-8}$ | 7.43 |
| boric acid | （ホ　ウ　酸） | $6.4 \times 10^{-10}$ | 9.19 |
| carbonic acid | （炭　　　酸） | $K_1\ 7.9 \times 10^{-7}$ / $K_2\ 6 \times 10^{-11}$ | $pK_1\ 6.1$ / $pK_2\ 10.4$ |
| citric acid | （ク エ ン 酸） | $K_1\ 8 \times 10^{-4}$ / $K_2\ 2 \times 10^{-5}$ / $K_3\ 4 \times 10^{-7}$ | $pK_1\ 3.1$ / $pK_2\ 4.7$ / $pK_3\ 6.4$ |
| formic acid | （ギ　　　酸） | $2.14 \times 10^{-4}$ | 3.7 |
| glucose | （ブドウ糖） | $1 \times 10^{-12}$ | 12 |
| lactic acid | （乳　　　酸） | $1.38 \times 10^{-4}$ | 3.86 |
| oxalic acid | （シュウ酸） | $K_1\ 3.8 \times 10^{-2}$ / $K_2\ 4.9 \times 10^{-5}$ | $pK_1\ 1.42$ / $pK_2\ 4.31$ |
| phosphoric acid | （リ ン 酸） | $K_1\ 1.1 \times 10^{-2}$ / $K_2\ 2 \times 10^{-7}$ / $K_3\ 3.6 \times 10^{-13}$ | $pK_1\ 1.96$ / $pK_2\ 6.7$ / $pK_3\ 12.4$ |
| succinic acid | （コハク酸） | $K_1\ 6.31 \times 10^{-5}$ / $K_2\ 2.35 \times 10^{-6}$ | $pK_1\ 4.2$ / $pK_2\ 5.63$ |
| conjugate acids | ammonium ion($NH_4^+$) | $5.5 \times 10^{-10}$ | 9.26 |
| | tris(tham) | $8.51 \times 10^{-9}$ | 8.07 |

以上のことから pH，すなわち水素イオン濃度を決定するのは，$H_2CO_3$ の濃度とそれが水に溶けたときにできる $HCO_3^-$ の量である。

ここでその関係を具体的に検討してみよう。いま仮に，$H_2CO_3$ が水に溶けて 0.5 mol の濃度となったとしよう。そして $HCO_3^-$ が 0.5 mol できたとすれば

$$pH = 6.1 + \log \frac{0.5}{0.5}, \quad \log \frac{0.5}{0.5} = \log 1 = 0$$

であるから

$$pH = 6.1$$

となる。つまりかなり酸性の水溶液となってしまう。しかし，血清のpHは7.40であって，かなりアルカリ側に傾いている。どうしてこのようなpHになるのであろうか。それは血清の電解質組成（図4.3）を見ると血清にはNAHCO$_3$が27 mmol含まれている。血清の炭酸の濃度は1.2 mmol（詳しくは後述）であるからこれを上式に代入すると

$$pH = 6.1 + \log 20$$

$\log 20 = 1.30$ であるから

$$pH = 6.1 + 1.30 = 7.4$$

となる。

ここで，$H_2CO_3$ から生じた $HCO_3^-$ も $NAHCO_3^-$ から生じた $HCO_3^-$ もまったく同じものとして扱ってよいことを示しておこう。なぜならばNAHCO$_3$ は血清中ではNA$^+$ と $HCO_3^-$ とに完全に解離して存在しているからである。

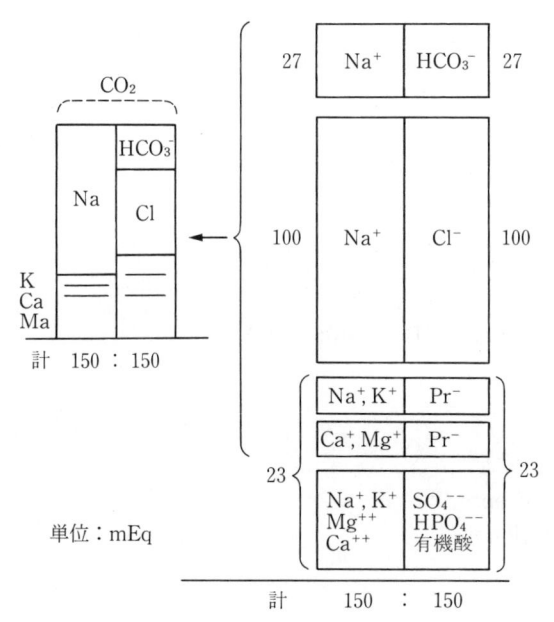

血清中には生命活動に必要な物質が過不足なく溶解している。それらを電荷という観点からみると，プラスに荷電されている物質とマイナスに荷電されている物質とに大別することができる。それらの総和はたがいに等しく，それぞれ150 mEq（ミリイクイバレント）であって，浸透圧は300ミリオスモルとなる。

**図4.3 血清電解質組成**

NA$^+$ は原子としては，非常に反応性に富んだ元素であるが，いったんイオンになると，その電子の最外軌道の配列がネオンと同じになって化学的にきわめて不活性な物質に変わってしまうからである。NA$^+$ と $HCO_3^-$ とはたがいに電気的な対（pair）をなしているにすぎないので，$HCO_3^-$ も $H_2CO_3$ からできた $HCO_3^-$ もま

ったく同じものと考えて Henderson-Hasselbalch の式に代入することができるのである。さらにまた $H_2CO_3$ と $HCO_3^-$ は対として緩衝作用を示すばかりでなく，それぞれが独立に緩衝剤の作用を示す。すなわち塩酸(HCl)が加わったときは

$$HCl + NAHCO_3 \rightarrow NACl + H_2CO_3$$

また，アルカリ(NAOH)が加わったときには $H_2CO_3$ がつぎのように緩衝作用を示す。

$$NaOH + H_2CO_3 \longrightarrow NaHCO_3 + H_2O$$

以上のように，炭酸の水溶液においてはその $H^+$ は炭酸の濃度の平方根で効くにすぎないし，炭酸から派生した $HCO_3^-$ の組合せによって強力な $H^+$ 濃度の緩衝系 (buffering system) を形成している。血液の pH が7より大きく，少しアルカリ側に傾いているのはそれなりの理由がある。そのことについてはアミノ酸の項で説明する。

いままで述べたことは，すべての弱酸について成立する。

ここで，Herderson-Hasselbalch の式を一般式で書き改めてみよう。塩基を B とすると

$$\frac{[H^+][B^-]}{[HB][H_2O]} = K$$

であるから

$$-\log H^+ = -\log K - \log \frac{HB}{B^-}$$

$$pH = pK + \log \frac{B^-}{HB}$$

となる。これはさらに HB を acid と考え，$B^-$ を salt と考えると

$$pH = pK + \log \frac{salt}{acid}$$

これはまた

$$pH = pK + \log \frac{hydrogen\ acceptor}{hydrogen\ donor}$$

のように表現することができる。

### 4.2.3 両性イオン

体液のうち細胞外液には $7g/dl$ のタンパク質が含まれ，血球中には $15g/dl$ のヘモグロビンが含まれている。タンパク質はたくさんのアミノ酸が脱水縮合したもので，化学的な性質はアミノ酸の性質に左右される。アミノ酸のうち最も単純なものは，グリシン (glycine) で $NH_2-CH_2-COOH$ と書き表されている。しかし，グリシンの実際の姿はこれと少し異なっていて，分子の中で水素の移動が起こって，$NH_3^+-CH_2-COO^-$ のような形になっている。この式からわかるように，$NH_3^+-COO^-$ のようなイオンを一つの分子がもっているので，このような分子を両性イオ

ン（ampholyte）と呼んでいる。アミノ酸はどれもこのような両性イオンの形をしている。したがってアミノ酸は，そのアミノ酸が溶けている溶媒のpHによって酸としても塩基としても働くことができる。水素イオンの少ない環境では，$NH_3^+$-から$H^+$を放出し水素イオンの多い環境では-$COO^-$が水素イオンを吸収してイオン濃度の変動を抑制する。つまり，酸としても塩基としても働くことができるのである。

$NH_3^+$-$CH_2$-$COO^-$の形をした両性イオンの濃度が一番多くなるような溶媒の水素イオン濃度(pH)をアミノ酸の等電点（isoelectric point）という。体液のpHは7.4であるから，アミノ酸は$NH_2$-$CH_2$-$COO^-$のような陰イオンの形をしたものが多くなっている。したがって，水素イオンがその溶液に増加すると，これを吸収して水素イオン濃度の変動を抑えるように働く。このようにアミノ酸も水素イオンに対する強力な緩衝システムとして働いている。

### 4.2.4 水素イオン濃度の乱れ

生物では，$H^+$(proton)を共通イオンとして代謝の筋道がひらけてゆく。そのために生物は，$H^+$の恒常性を維持するためにいろいろな機序が働いて血液のpHを$7.4\pm0.02$の範囲に保っている。すでに述べたように，組織で発生した$CO_2$からできる炭酸や人造の尿細管で調節される$NAHCO_3$による緩衝系やアミノ酸の等電点などが複雑に絡み合って，pHの動揺を抑えている。しかしpHが正常の範囲を超えて変動することがある。pHの正常値を7.4とすればその数が減って酸性に傾く(pH<7.4)の場合をアシドーシス（acidosis）といい，7.4より大きくなる場合(pH>7.4)をアルカローシス（alkalosis）という。どのようにしてpHの乱れが引き起こされるのか考えてみよう。

ヒトの$CO_2$の生産量は毎分200 m$l$に上る。この$CO_2$は水と反応して炭酸$H_2CO_3$をつくる。もし生産された$CO_2$が適切に体外に排出されないと血液は強く酸性に傾いてアシドーシスになる。このことは肺における$CO_2$の排泄能がpHの恒常性に強くかかわっていることを示している。一方，$NACO_3$の調節は腎臓によってなされるので，腎機能もまた，pHの重要な調節因子である。このことからHenderson-Haselbalchの式（以後，H・H式と略す）はつぎのように書き表すことができる。

$$pH = 6.1 + \log \frac{腎の働き}{肺の働き}$$

ここで，肺の働きは$CO_2$の血液溶存量であり，腎の働きは$NAHCO_3$の量である。正常人の場合にはそれぞれ$1.2 \,\mathrm{mmol}/l$, $24 \,\mathrm{mmol}/l$となることから

$$pH = 6.1 + \log 20 = 7.4$$

このように血液の酸，塩基平衡は呼吸器の動作と腎臓の作用によって規定されている。

H・H式において対数項の分子側を大きくする要因はアルカローシスを引きおこし、それにはNAHCO₃の腎臓による調節の破綻が原因として働いている。専門用語で表すなら、代謝性アルカローシス（metabolic alkalosis）という。一方、分子側の値が小さくなると血液のpHは酸性に傾き、これを代謝性アシドーシス（metabolic acidosis）という。同様にH・H式の対数項の分母側が減少すると、pHの値は増加してアルカローシスになる。これを呼吸性アルカローシス（respiretory alkalosis）という。分母が増加すればpHは減少し、呼吸性アシドーシス（respiretory acidosis）になる。腎臓の調節は非常にゆっくりと行われ、呼吸性の調節は速やかに行われるという特徴がある。一般に、血液のpHの乱れは呼吸性におこることが多いといわれるのはこのためである。例えば、強烈な心理作用が原因となって呼吸が大きく、しかも早くなることがある。このような状態を過呼吸症候群（hyperventilation syndrome）という。このような状態では血中の$CO_2$が急速に洗い出されてH・H式の分母側が小さくなり、呼吸性アルカローシスが成立する。

血液のpHの乱れは常にH・H式を基準として考えると理解しやすい。ある原因が一つ定まるとそれに基づく反応はつぎつぎに引き起こされてくる。しかしpHの値だけから、その状態がどのようにして成立したかということを推測することはきわめて難しい。なぜならpHの乱れはアシドーシスとアルカローシスに分かれ、それが呼吸性によってもまた腎性によっても、さらに、時間的に急性にあるいは慢性

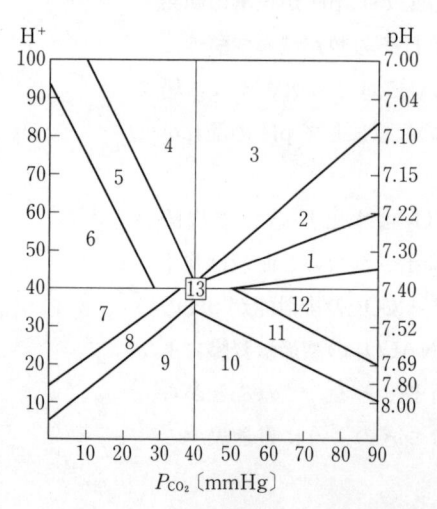

1　腎代償性呼吸性アシドーシス
2　急性呼吸性アシドーシス
3　呼吸性代謝性アシドーシス
4　非代償性代謝性アシドーシス
5　代償性代謝性アシドーシス
6　呼吸性代謝性アルカローシス
7　最大代償性呼吸性アルカローシス
8　代償性呼吸性アルカローシス
9　呼吸性代謝性アルカローシス
10　弱代償性代謝性アルカローシス
11　代償性代謝性アルカローシス
12　呼吸性代謝性アシドーシス
13　正　常
（95％信頼限界）

血液の水素イオン濃度はHenderson-Hasselbalchの式

$$pH = pK + \log \frac{base}{acid}$$

によって規定され、pHが7.4より小さい場合はアシドーシス、7.4より大きい場合はアルカローシスという。このとき、pHを定める対数項の分子、分母の大小によって四つの象限に分類することができる。それぞれの状態がどのような因子の影響によって規定されているかを一見してわかるように工夫されている。〔文献69）より〕

**図4.4　水素イオン異常の型**

に起こるなどいろいろな要因が複雑に絡み合って引き起こされるからである。このように pH の乱れを逆方向問題（backward problem）としてとらえるならば，その解放はいちじるしく難しくなる。そこでこの問題を容易に解く方法が数多く提案されている。しかし，現在までのところ，どれも一長一短があって，決定的というものはない。Tisi の提案するダイアグラムは非常に理解しやすいので図 4.4 に示す。

## 4.3 ガスの運搬

　体内に摂取された栄養物は炭水化物，脂質，タンパク質のいかんを問わず，すべてブドウ糖に変化して，細胞に利用される。すなわち，細胞においては，ブドウ糖は $O_2$ を補給することによって炭酸ガスと水とに分解され，その間にエネルギーが放出される。

$$C_6H_{12}O_6 + 6\,O_2 \longrightarrow 6\,CO_2 + 6\,H_2O + 680\,\text{kcal}$$

上式において，ブドウ糖に供給される酸素は空気中から血液によって組織に運ばれて利用される。

　一方，生じた炭酸ガスと水は血液によって運び出され，体外に排出される。これが細胞呼吸の本質である。酸素，炭酸ガスというガスが，体液中をどのように運搬されるのかを知るのが本節の目的である。

### 4.3.1 分　　　圧

　アボガドロ（Abogadro, A., 1776〜1856）はつぎのような仮説を立てた。すべての気体は同温，同圧のもとにおいて同体積中に同数の分子を含んでいるという説である。

　その後この仮説は物理学的に真実であることが確かめられている。実測によると 0℃，1気圧のもとで 22.4 $l$ の気体は $6.023 \times 10^{23}$ 個の分子を含む。このことを逆にいえば $6.023 \times 10^{23}$ 個のガスの分子があれば，どんなガスであってもすべて 22.4 $l$ の容積を占めるということを示している。この $6.023 \times 10^{23}$ 個のガス分子のことを 1 mol という。ボイルの法則（Boyle, R., 1627〜1691）に従えば，ガスの体積と圧力の積は常に一定である。このことから 1 気圧のもとで 22.4 $l$ のガスを 1 $l$ の容器に押し込めるとその容器内の圧力は 22.4 気圧となる。

$$P \times V = P' \times V' = C\ （一定）$$

$$22.4\,l \times 1\,\text{気圧} = 1\,l \times 22.4\,\text{気圧}$$

　地球は大気に囲まれている。大気の全質量は $5.3 \times 10^{21}$ g で，地上から 1 000 km ぐらいまで分布している。そのために地上では海抜 0 m で水銀柱を 760 mm 押し上げる力となって作用する。

　この数値は，1643 年に行われたトリチェリ（Torricelli, E.）の実験に基づいて

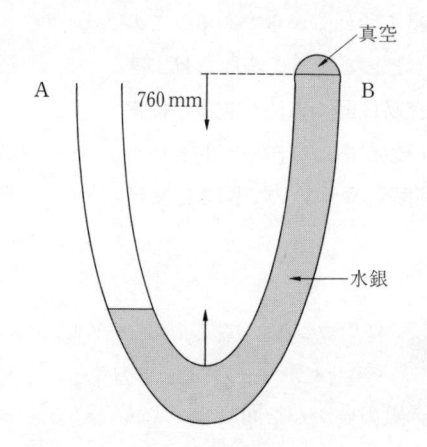

U字形をしたガラス管に一定量の水銀が入っている。U字管のA側の上端は大気に開いている。それに対してB側の上端は密封されているものとする。このような状態でB側から空気を抜き取ってしまうと，大気はA側の水銀面を押しつけるがB側には空気がないので圧力としては作用しない。そのために，大気はA側の水銀面を押し下げてB側の水銀面をある高さまで押し上げることになる。A面とB面の高さの差が大気の圧力を表している。このように大気圧を水銀柱の長さに換算したものをmmHgと表し，大気圧の尺度としている。

図4.5　気圧のミリメートル表示

いる。図4.5に示すようなU字形の管があってA側の先端は大気に開いている。B側の先端が密封されているとしよう。この管に十分な水銀を入れてB側の管から空気を抜き取ったと考えてみよう。そうすると大気の圧力はA側の水銀面に作用するがB管の水銀面には，作用する空気がないためにA側の水銀面に作用した圧力によってB側の水銀面は押し上げられる。

　A側の水銀面とB側の水銀面の差は大気の圧力を表すことになる。この圧力の大きさは，水銀柱を760 mm押し上げる力を持っている。すなわち0℃，1気圧のもとで海抜0 mにおける大気圧は水銀柱を760 mm押し上げる力となって作用している。このようにして，ガスの圧力の大きさを水銀柱の長さで表したのがmmHg単位である。水銀のラテン名hydrargrumの略号を用いてmmHgと表す。この単位は長さの単位であるから圧力の単位としては不適当であると考えられて，現在ではトリチェリにちなんだTorrという単位を用いている。1Torrは，ほぼ1 mmHgの大きさである。本書では圧力の大きさを実感できるという特色があるために，mmHgという単位を気体の圧力の単位に採用した。

　気圧は海抜や場所や天気などによって時々刻々と変化しているが，一般の天候のもとでわれわれは周囲の気圧が1気圧（atm）であると考えている。特に精密な測定値を必要とする場合以外は大気圧を1気圧，つまり，760 mmHgと考えるのが普通である。水銀の比重は13.6であるから，水柱に換算すると10.3 mの水柱圧となり

$$1\,\text{atm} = 760\,\text{mmHg} = 10.3\,\text{mH}_2\text{O}$$

である。

　気圧を精密に測定してみると，図4.6のように刻々と変化していることがわかる。図は筆者が作製した高感度計測器による空気圧実測値である。気圧計は1/250 cm $H_2O$ の微圧に感応する。しかし，われわれは大気圧を1気圧と考えて行動し，そこには何の不都合はない。われわれが呼吸している大気の組成は海抜0メートル

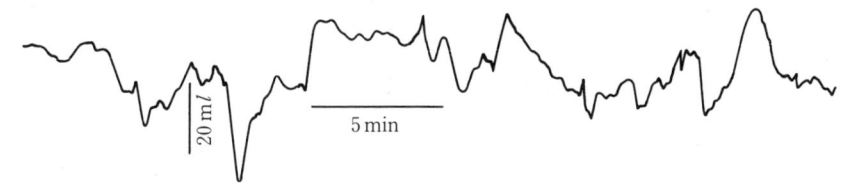

高感度検圧計で測定してみると，大気圧は瞬間ごとに数 cmH$_2$O の微細な変化をしていることがわかる。

**図 4.6** 気圧の微細変化

で，酸素分圧 159.1 mmHg，炭酸ガス分圧 0.3 mmHg，水蒸気圧 0 mmHg，窒素分圧 600.6 mmHg である。分圧 (partial press) とは，混合気体において，ある一つの成分気体が単独で全体積を占めるときの圧力のことである。

大気圧において酸素の分圧は 159.1 mmHg であるということは 159.1/760×100＝20.93％ が酸素であり，窒素は 600.6/760×100＝79.02％ を占めることがわかる。気体の種類にかかわらず，ガス分子の数が分圧を決める。

それでは 22.4 $l$ でなく，22.4 m$l$ のガスを 1 $l$ の容器につめるとそのガス圧は 1/1000 で 0.0224 気圧である。だから，mmHg に換算すると 0.0224×760＝17 で 17 mmHg ということになる。すなわち，1 mmol のガスは 1 $l$ の容器の中で 17 mmHg の圧力を呈することになる。どんなガスでも 22.4 m$l$ を 1 $l$ の容器に入れれば 17 mmHg の圧力を示す。このことから 1 $l$ の容器内で 1 mmHg の圧力を示すガスの量は，ガスの種類を問わず 1/17 mmol である。つまり，1 mmHg の圧力を示すガス量は 1/17 mmol＝0.588 mmol ということになる。

酸素も炭酸ガスも水と接していれば水に溶け込み，それぞれのガスの気相におけるガス分圧と液相におけるガス分圧とは等しくなる。どれだけのガスが水に溶けるかということは，ガスの水に対する親和性を溶解度 (solubility) といい，ガスごとに決まっている定数である。0℃ において 100％ の酸素は，1 $l$ の水に 0.05 $l$ 溶ける。これに対して，100％ の $CO_2$ は 1 $l$ の水に 1.5 $l$ 溶ける。ところがこれらの量は温度によってそれぞれ異なり，38℃ では酸素は 0.024 $l/l$（24 m$l/l$）溶け，$CO_2$ は 0.51 $l/l$（510 m$l/l$）溶ける。つまり，炭酸ガスは，酸素の 21.25 倍水に溶けやすい。このようにガスの水に対する溶解量はガスの溶解度と温度によって決ま

**表 4.4** ガス溶解度と温度

| 温度 | $CO_2$ | | $O_2$ | |
|---|---|---|---|---|
| | 分圧 ($P_{CO_2}$) | 水 1 $l$ に溶けるガス量 | 分圧 ($P_{O_2}$) | 水 1 $l$ に溶けるガス量 |
| 0℃ | 760 mmHg (100％ $CO_2$/atm) | 1.5 $l/l$ | 760 mmHg (100％ $O_2$/atm) | 0.05 $l/l$ |
| 38℃ | 760 mmHg (100％ $CO_2$/atm) | 0.51 $l/l$ | 760 mmHg (100％ $O_2$/atm) | 0.024 $l/l$ |
| | 1 mmHg | 0.51 $l$＋760<br>＝0.67 m$l/l$<br>＝0.03 mmol/$l$ | 1 mmHg | 0.024＋760<br>＝0.031 m$l/l$<br>＝0.0031 vol％ |

### 4.3.2 炭酸ガス運搬

全身の細胞は絶え間なく活動しエネルギーを消費している。このエネルギーをつくるために消費される酸素の量は全身で毎分 300 ml であり，生産される炭酸ガスの量は 250〜300 ml である。

この炭酸ガスは体外に排出されなければならない。排出する場所を肺（lung）という。炭酸ガスを運ぶのは体液であり，血液である。

肺の構造についてはあとで詳しく述べるが，ここでは肺を表面積 100 m²，深さ 10 μm の水槽であると考えていただきたい（**図 4.7**）。液相の表面において血液とガスは 0.5 μm ほどの膜を隔てて接している。ガスの分子はこの膜を通して液相から気相へ，また気相から液相へ自由に行き来できる。細胞でつくられた炭酸ガスの量を知るには，肺において排泄される前の炭酸ガス量と排出された後の炭酸ガス量とを測定しその差を計測すればよい。この操作は口でいうほど簡単ではない。1960年代に電極法による測定技術が登場してくるまでは非常に複雑な操作を行っていたのである。そのころの習慣が現在でも続いているために炭酸ガス量の概念がいまだに混乱している。ここでそれを整理して素直な理解が得られるように試みてみよう。

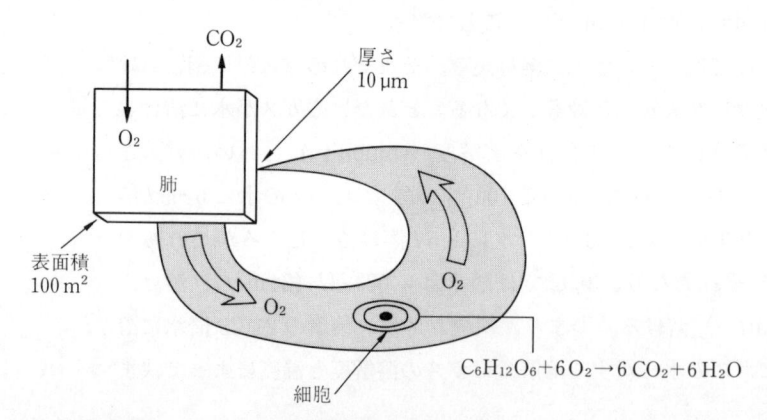

肺を最も単純な形に還元して模式化すると，表面積 100 m²，厚さ 10 μm の水槽と考えることができる。大気中のガスや血液中のガスは，この薄い水槽壁を介して容易に平衡に達する。そのために，肺においてはガス交換がすみやかに行われる。

**図 4.7** 肺の概念図

血液には炭酸ガスのもとになる物質が 2 種類ある。一つは代謝によって発生した $CO_2$ そのものであり，もう一つは炭酸の元基となる重炭酸（$HCO_3^-$）である。この物質は炭酸（$H_2CO_3$）の共役塩基で，ヒトのからだでは，おもに腎臓によってつくられている。化学物質としての炭酸は水溶液中にあっては，放置しておいてもなんの変化もおこさない。しかし，生体においては，赤血球や体液中に存在する酵素

(carbonic anhydrase) によってつぎつぎと炭酸ガスに変えられてしまう。

$$H_2CO_3 \rightleftarrows H^+ + HCO_3^- \rightleftarrows H_2O + CO_2$$

このような機序が存在するために，昔は炭酸ガスの量としてガスの $CO_2$ と重炭酸からの $CO_2$ とをいっしょに測定していた。測定は Van Slyke の検圧装置によって行われる。全血に（血漿＋赤血球）濃乳酸を加えると炭酸ガスが発生する。この炭酸ガスは血液に物理的に溶解している $CO_2$ と重炭酸が変化してできる $CO_2$ の合計である。それでこの炭酸ガスのことを total $CO_2$ content という。全身の血液を集めて肺に戻ってくる混合静脈血（mixed venous blood）ではこのガスの量は 100 m$l$ の血液につき 55 m$l$ のガス量となる。この量を 55 vol% という。

一方，肺で $CO_2$ を排出してしまった血液では 50 vol% となる。この両者の差 5 m$l$ の炭酸ガスが組織で産生され，肺で排出される炭酸ガスの量ということになる。5 m$l$/d$l$ を mmol/$l$ に換算すると，$50 \div 22.4 = 2.23$ mmol/$l$ となり，組織で発生して肺に運ばれる炭酸ガスの総量は 2.2 mmol/$l$ ということになる。これらのうち発生した $CO_2$ が直接血液に溶けて運ばれる量は 0.18 mmol/$l$ であり，全血の $CO_2$ 運搬量 2.23 m$l$ に対して 8％ にすぎない。残りはなにかほかの方法によって運ばれなければならない。その方法とは赤血球を利用する方法である。

細胞で発生した $CO_2$ は，細胞外液に入り，つぎに血漿に広がる。血漿中には赤血球があり，赤血球の中には炭酸ガスを炭酸に変える酵素があるので，$CO_2$ ガスは次式のようにつぎからつぎへと炭酸に変えられ，それはさらに水素イオンと $HCO_3^-$ とに分解される。

$$CO_2 + H_2O \rightarrow H_2CO_3 \rightarrow H^+ + HCO_3^-$$

このように $CO_2$ は $H^+$ と $HCO_3^-$ に分けられ，肺にまで運ばれる。細胞で発生した $CO_2$ が赤血球に吸収されたときの量は 2 mmol である。その赤血球は肺に運ばれる途中で，そのうち 1 mmol を $HCO_3^-$ の形で赤血球外に放出する。そうすると，赤血球内の陰イオンは 1 mmol 少なくなる。それを補うように赤血球外から陰イオンの塩素 $Cl^-$ が 1 mmol 入ってくる。これを bicarbonate-chloride shift という。肺に達した赤血球の中では上式の反応が逆に進み，$HCO_3^-$ はつぎつぎと $CO_2$ になり，赤血球から血漿に出て肺胞毛細血管を巡る 0.8 秒の間に肺胞気中に排出される。この機序による $CO_2$ の運搬は 2 mmol で全 $CO_2$ 運搬の 70〜80％ である。

この機序についていくつかの事柄を付記しておきたい。赤血球中で炭酸から解離した水素イオンは組織で酸素を放出した還元ヘモグロビンに吸収される。chloride shift が起こることの必然性はよくわからないが，これが起こることによって血漿中の $HCO_3^-$ が増加する。それは H・H 式の対数項の分子を増加させる方向に作用する。それは結果として水素イオン濃度を減じる方向につながる。血液の pH を 7.4 に保とうとする生体の戦略がここにも反映しているように思われる。

もう一つの $CO_2$ 運搬の機序は，カルバミノ（carbamino）の化合物の形成である。アミノ基を有する物質の多くは $CO_2$ と $NH_2$ とがつぎのように反応し，不安定

な化合物をつくる。

$$R\text{-}NH_2 + CO_2 \rightleftarrows R\text{-}NH\text{-}COOH$$

この反応で見られるように$CO_2$は赤血球のアミノ酸と結合してカルバミノヘモグロビン化合物となって肺に運ばれ，そこで$CO_2$を放出する。カルバミノ化合物は酸化ヘモグロビンでも還元ヘモグロビンでもつくられるが還元ヘモグロビンのほうが$CO_2$を丸め込む能力が3倍も強いといわれている。この機構による$CO_2$の運搬量は全$CO_2$運搬量の11％ぐらいである（**表4.5**）。

表4.5 炭酸ガス輸送

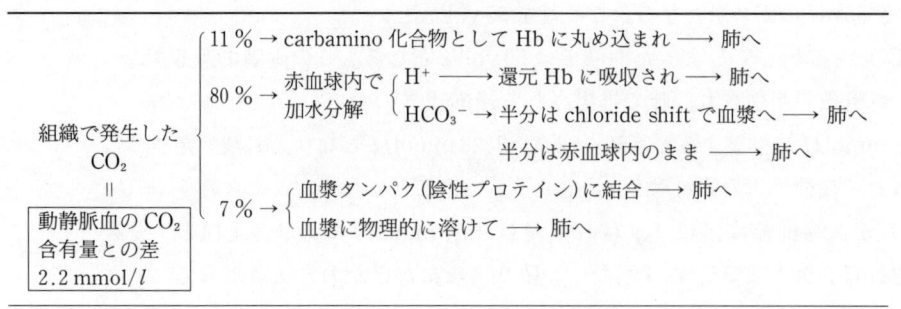

| 組織で発生した$CO_2$ ＝ 動静脈血の$CO_2$含有量との差 2.2 mmol/$l$ | | | |
|---|---|---|---|
| | 11％→ | carbamino化合物としてHbに丸め込まれ → 肺へ | |
| | 80％→ 赤血球内で加水分解 | $H^+$ → 還元Hbに吸収され → 肺へ | |
| | | $HCO_3^-$ → | 半分はchloride shiftで血漿へ → 肺へ |
| | | | 半分は赤血球内のまま → 肺へ |
| | 7％→ | 血漿タンパク(陰性プロテイン)に結合 → 肺へ | |
| | | 血漿に物理的に溶けて → 肺へ | |

血液の$CO_2$解離曲線は$CO_2$運搬の状態を知るのに重要である。**図4.8**は正常人の血液を酸素化したときと，完全に脱酸素化したとき($Hb_{O_2}=0$)のもので，この図から一定の$CO_2$分圧のもとにおいては脱酸素化した血液のほうが$CO_2$をより多く含むことがわかる。

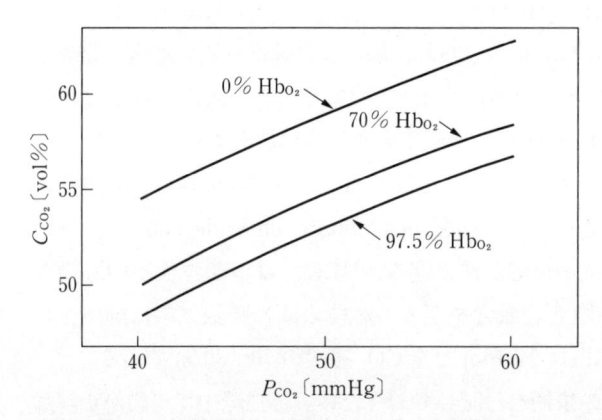

$CO_2$の解離曲線は$O_2$解離曲線とは異なり，S字状の特性を示すことはない。そのために，$CO_2$の濃度にほぼ比例して変化する。なお，図中の$Hb_{O_2}$とは酸化ヘモグロビンのこと。

図4.8 $CO_2$解離曲線

### 4.3.3 酸素運搬

血液中の$O_2$の含有量は，血球成分に含まれる$O_2$と血漿に溶けている$O_2$の総和である。生体内における$O_2$の肺から組織への運搬は，ヘモグロビン(Hb)と結合

して運ばれるものが大部分で，血漿に溶けて運ばれるものはきわめて少ない。前者は後者の60倍に達する。健康人では血中ヘモグロビン量は15g/dlであり，1gのヘモグロビンが1.2mlの$O_2$と結合する。したがって，血液100ml中のヘモグロビンは18mlの$O_2$を運ぶ。一方，溶存$O_2$の量は体温38℃で血漿100mlにつき0.316mlである。物理的に溶けている$O_2$の量は微々たる量で無視してもよいとさえ思われる。しかし，この溶存$O_2$の存在が$O_2$の運搬にとってきわめて重要な意義をもつ。その理由はしだいに明らかになるが，ヘモグロビンの酸素解離曲線（oxigen dissociation curve：ODC）の特徴を理解するところから始めよう。

図4.9に示す解離曲線はS字状をしていて，酸素分圧（$P_{O_2}$）が40mmHgより大きいところでは，ほぼ平坦となっていて，40mmHgより小さいところでは直線的に下降している。このようなODCの特徴は，血液が酸素の多いところでは，酸素と容易に結合し，酸素の少ないところでは，酸素を多量に放出することを意味している。ヘモグロビンと結合した酸素の50％を放出するときの血液の酸素分圧の値を$P_{50}$という。pH 7.40の正常血液の$P_{50}$は26.3mmHgで，pH 7.2になると血液は酸性に傾き$P_{50}$は33.4mmHgとなって曲線全体が右方に移行する。逆にpH 7.6となってアルカリ側に傾くと曲線は左方に移行する。以上のようにpHが低下すると酸素分圧が高くても，大量の酸素を放出することがわかる。この血液水素イオン濃度の影響をBohrの効果という。

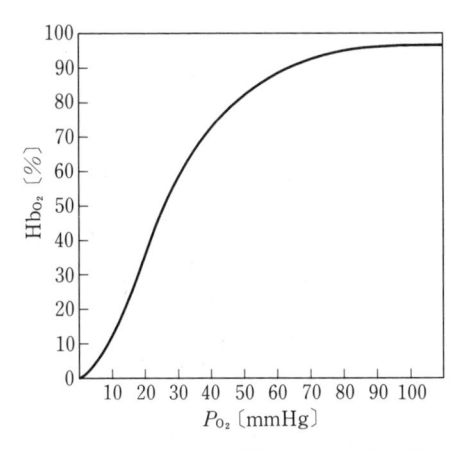

酸素解離曲線はS字状の特徴ある形を示す。酸素分圧が40mmHgより大きいところではほぼ平坦となり，40mmHgより小さいところでは直線的に下降する。血液が酸素の多いところでは酸素と容易に結合し，酸素の少ないところでは酸素を多量に放出することを示す。

図4.9　ヘモグロビンの酸素解離曲線

活動的な組織では大量の酸素消費が行われ，炭酸ガスの産生が増加して，その組織のpHが低下する。そのことによって，ヘモグロビンは$O_2$を多量に放出して組織が要求する酸素を補給することにつながる。このことからBohrの効果の生理学的意義は活動的な組織における$O_2$放出を促進することにあるといえる（図4.10）。

つぎにヘモグロビンのODCを実際に使用する場合の取扱いについても少し説明してみよう。図4.11の縦軸の$Hb_{O_2}$はHbと$O_2$の結合の割合を示す。肺胞内の

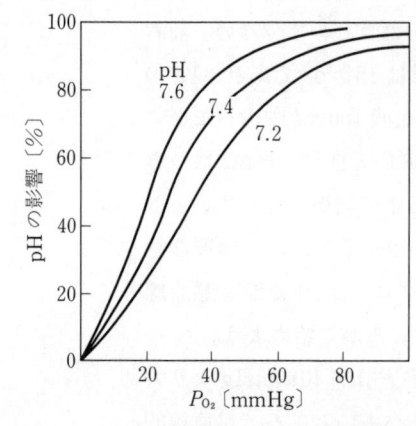

酸素解離曲線はpHに影響を受け、pHが小さいと曲線全体が右方に平行移動し、pHが大きくなると左方に移動する。このことは血液の水素イオン濃度が多くなると酸素を容易に放出することを示している。Bohrの効果とはこのような酸素解離の曲線の水素イオンに対する影響を生理学的に表現したものである。

図4.10 酸素解離曲線に対するpHの影響

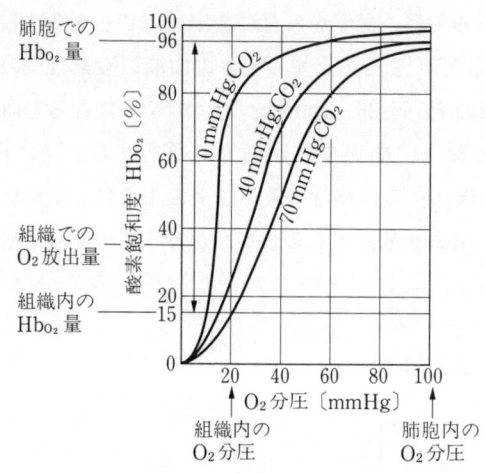

図4.11 ヘモグロビンの酸素解離曲線の読み方

$O_2$分圧が約100 mmHg、$CO_2$分圧が約40 mmHgであるとすれば、横軸$O_2$分圧の100の線を上にたどり、40 mmHg $CO_2$の曲線との交点を左にたどると$Hb_{O_2}$約96％を得る。これは肺胞内の血液中のHbはその96％が$Hb_{O_2}$であることを示している。一方、組織内の$O_2$分圧が20 mmHg、$CO_2$分圧が70 mmHgであれば前と同じように$Hb_{O_2}$ 15％が得られる。Hbは肺で多量の$O_2$と結合して$Hb_{O_2}$となり、やがて体循環によって組織内に達するとその差（96－15＝81）に相当する81％が$O_2$を解離して組織細胞に$O_2$を与えることになる。このようにODCから血中酸素の動態を具体的に読み取ることができるのである。

### 4.3.4 血液ガスの測定

1960年代に入って呼吸機能の研究は急速に進歩した。そのおもな理由は血液の水素イオン濃度やガス分圧の測定が電極法によって計測することが可能になったからである。それまでは血液ガスの分析はショランダー（Scholander）やバンスラ

イク（Van Slyke）などの検圧法による検査に頼らなければならなかった。これらの検査法はその成績の信頼度では著しく高いが，その取扱いもまたきわめて複雑で，習熟するのに長年の経験を必要とした。電極法による計測はこれらの難点を克服し，信頼性についても満足する機器がたくさん登場してきた。ここでは電極法による原理を簡単に紹介しておこう。

〔1〕 **水 素 電 極**

水素電極は白金ブラックという多孔性表面を持つ白金を希塩酸中に浸し，この極板を $H_2$ ガスで蒸着したものである。極板の表面は $H_2$ で被覆され，この電極を水溶液に挿入すると電極と水溶液中の水素イオンの濃度の差で電位が形成される。溶液の水素イオン濃度が低ければ電極の $H_2$ は多く溶液に溶けて電位差が大きくなる。基準の希塩酸に浸した水素電極と検体に浸した水素電極を組み合わせて濃淡電池をつくる。pH の差を両極の電位差で表すのが原理である。この系では起電力 $E$ はネルンスト（Nernst）の方程式に従う。

$$E = 58 \log \frac{[H^+]_1}{[H^+]_2} \quad [mV]$$

この式から pH が1違うと発生する電位は 58mV 違うことになる。ガラス電極の精度は 0.1％ と優れている。近年，ガラス電極のほかに金属イリジウムを用いたものが現れ，小形で安定性がよく，反応特性も良好なので，しだいに広く用いられるようになってきている。

〔2〕 $P_{CO_2}$ **電極法**

$P_{CO_2}$ 電極とは $CO_2$ の partial pressure（分圧）の電極という意味である。$P_{CO_2}$ 電極は Stow が開発したもので，pH 電極の表面に薄い重曹水の膜が張るようにテフロンで包んだものである。ここで，包む膜はガス透過性のものでテフロンのほかにシリコン，ダメチルシリコンなどが用いられる。

検体から $CO_2$ がテフロン膜を通って入ってくると，$NaHCO_3$ は $H_2CO_3$ と中和して酸性に傾く（$H^+$ が増す）。これを pH 電極で測定するのである。したがって，検体の $CO_2$ ガスが膜を通過するのに限界があるので反応時間が長い。ダイメチルシリコン膜は最も通過性が良いが，非常に柔らかくて破れやすい。一方，テフロン膜はガスの通過性が悪く測定に時間がかかるが，安定性に優れている。用途に合わせて，膜を選択するのがよい。

〔3〕 $P_{O_2}$ **電極法**

Clark の開発による電極法で，ガラスの中に埋めた白金の細い線の断面をマイナスの極板とし，その周囲にある陽極との間に $-0.6V$ の電圧をかけたものである。白金の表面に衝突した $O_2$ は還元されて $OH^-$ となるので，この $OH^-$ による電流の加増分を検出する。

$$O_2 + 2H_2O + 4e^- \rightarrow 4OH^-$$

$O_2$ 分子一つに対して4個の電子を消費する。これによって電流が流れる。この

とき，電流の大きさは平坦部（plateau）にあって，$O_2$ の量に比例する。この特性を増幅するのが $P_{O_2}$ 電極である。

電極の表面は厚さ 20 μm の $O_2$ 透過膜で覆われている。これはフィブリンなどの付着から電極を守るためである。同時に電極動作の安定性にも役立っている。以上の電極法はすべて pH 電極を基礎としている。

〔4〕 **酸素飽和度（$S_{aO_2}$）測定法**

ヘモグロビンの $O_2$ の飽和度（oxygen saturation）の測定は嫌気的に測定した酸素含有量（$O_2$ content）と空気で飽和させた全血酸素容量（$O_2$ capacity）とから計算する。

嫌気的に採取した血液について $O_2$ content を検圧法で測定する。同時にその血液を空気にさらしてヘモグロビンをほぼ 100 % 飽和させたものについて同じ操作で $O_2$ を測定する。

$$O_2 \text{飽和度} = \frac{O_2 \text{ content} - (\text{溶存 } O_2)}{O_2 \text{ capacity} - (\text{溶存 } O_2)} \times 100 \quad [\%]$$

分子の溶存 $O_2$ と分母の溶存 $O_2$ は同一ではなく，$O_2$ content 側の溶存 $O_2$ は被検者の動脈血 $P_{O_2}$ によって決まり，$O_2$ capacity 側の溶存 $O_2$ は空気の $P_{O_2}$ によって決定される。したがってこの計算式には二つの未知数，つまり左辺の $S_{aO_2}$ と分子側の溶存 $O_2$ が未知である。そのために試行錯誤を繰り返しながら測定を行う必要がある。操作が複雑なために 1 検体につき少なくとも 1 時間を要する。

これに対して，最近電気的な方法が開発されてきた。原理はつぎの二つの現象の応用である。$Hb_{O_2}$ と，ヘモグロビンとがある波長の光には同じ態度を示し，別の波長では片方のみが反応し他方は反応しない。電気的測定法は大別すると，血液を容器（cuvette）に流し込む観血的な方法とイヤピース（ear piece）を耳に装着する非観血的な方法とがある。後者は被検者に苦痛を与えることなく長時間にわたって連続的に測定が可能であるという特徴がある。最近ではペンダント型の小型のものがあって便利である。

# 5 外呼吸

　ヒトのエネルギー獲得は消化管から吸収した栄養物質を大気中から取り入れた酸素によって酸化することによる。この酸化過程は細胞中にある酵素によって組織内で行われる。この組織呼吸は血中のヘモグロビンに変化をもたらし，肺で酸素を取り入れる外呼吸が必要となる。胸腔内の肺と気管は空気を連続的に供給し，血液の状態によって呼吸の深さや回数を調節する。

　恒温で体温が高く，活動水準の高いヒトは十分な酸素が必要である。肺は胸部内にあり，胸郭壁が広がると空気が入る。この胸腔を広げるのに横隔膜が動く。呼吸運動は神経性の律動的な興奮に支配されている。呼吸運動の情報が中枢に伝えられ，呼吸運動の水準が保たれる。呼吸運動の周期ごとに肺の空気は15％ぐらい交換される。呼気の間で肺胞中の空気の大部分は細気管支まで押し出され，続いて入ってくる吸気と混合する。

　肺胞の空気は肺胞上皮と毛細血管との間を通じて血液ガスと交換される。血漿中に溶けて運ばれる酸素は1％以下であり，これでは哺乳類の活動には不十分なため，なにか酸素を吸着する物質が必要で，それがヘモグロビンである。ヘモグロビンの存在によって血液が肺胞の酸素分圧の下で95％の酸素を取り込む。動脈から毛細血管を通じて組織に運ばれた酸素は，組織の酸素圧が下がるのでヘモグロビンから解離して組織に入る。

## 5.1 肺の形成

　ヒトの肺は消化管を原基として形成される。その様相を簡単にながめてみよう。

　胚子が3週間たつと大きさは3ミリとなる。呼吸器系は内胚葉を起源とする。呼吸器の原基は前腸と広く連結しているが，やがて食道気管中隔によって前腸から分離される。そして呼吸器原基と食道とに分かれる。前腸から分離中に気管と2個の側方に突出する肺芽（lung bud）とを形成する。右肺芽はその後3気管支に左肺芽は2気管支に分かれ，右側3葉，左側2葉の肺が形成される。その後気管はさらに成長し，それぞれ2本ずつに分かれていく。

　主気管支は二分方式で繰り返し分裂し，胎生6か月末までに17回の分裂を行う。さらに6回の分裂が生後におこる。肺は気管支の発生につれて尾方に移動し，出生

時には気管分岐部は，第4胸椎の位置に定まる。気管支を取り囲む中枢胚葉は軟骨と筋組織および血管に分化する。

呼吸開始に伴って，終末細気管支の末端は拡張して胚胞（alveolus）となり，その内面は内胚葉起源の扁平上皮細胞で覆われる。上皮性肺胞細胞は周囲を取り巻く毛細血管の内皮壁と密に接触している。肺胞と毛細血管が胎生7か月までに完成する。血管内皮細胞と肺胞扁平上皮細胞の両者で構成されている血液空気関門のほかに，肺胞の間に特別な腺細胞が胎性6か月目に発生する。この腺細胞は表面張力を低下させる界面活性剤（surfactant）を産出する。出生前に肺胞を満たしていた羊水は生後まもなくリンパ管と血管によって吸収され，生後3日までにすべての肺胞は開く。

## 5.2 形　　態

ヒトは安静にしている時でも体内細胞は1分間に300 ml の酸素を消費し250 ml の炭酸ガスを産生している。細胞で消費される酸素は大気中から肺を介して血液に取り入れられ，また産生された炭酸ガスは血液によって肺に運ばれ，大気中に排出される。このように気相と液相との間でガス交換が行われる肺は，そのために非常に都合のよい構造をしている。以上のことは呼吸の本態は細胞活動にあり，肺はあくまでもその機能を支援するサブシステムであることを意味している。

ガス交換の行われる場である肺胞は，その1個の直径は200～300 $\mu m$ くらいであり，肺胞の数は3億個，その表面積を合計すると，およそ100 $m^2$ に達する。肺胞の外側には毛細血管が接して存在している。肺の毛細血管の直径は，からだの他の部分の毛細血管と同じく10 $\mu m$ である。赤血球の直径は7 $\mu m$ であるから，ちょうど1個の赤血球が通り抜けることのできる太さである。肺胞と毛細血管の間には，肺胞上皮，間質，毛細血管内皮が重なって存在するが，その厚さは1 $\mu m$ 以下である。

このような構造を基本としてとらえるならば，サブシステムとしての肺はつぎのように要約して考えることができる。すなわち，深さ10 $\mu m$ で表面積100 $m^2$ の水槽が体の中と外を境して，そこでガス交換が行われる。ガス交換の駆動圧は酸素および炭酸ガスの膜の内外の圧力の差である。ガス交換のメカニズムは次式に要約することができる。

$$\dot{V} = KS \frac{dP}{dX}$$

ここで $dP$ はガスが1相から多相へ移行する場合の両相間のガス分圧差で，ガス移動の直接の駆動圧となるものである。$dX$ は両相を隔てる隔壁の厚さ，$S$ は隔壁面の広さ，$K$ は後述の拡散係数，$\dot{V}$ はこの壁を単位時間に通過するガスの量である。

この式から肺胞と毛細血管の構造はガスの移動に対してまことに都合のよい形態

となっていて，生体が採用した戦略を実行するために理想的な構造をなしていることがわかる。なお，$\dot{V}$ は $S, dX, dP$ が同じでもガスの種類，また隔壁物質の種類や性状，温度により異なる。そうした特異性に対応する因子が $K$ で，Krogh の拡散係数と呼ばれる。また，もっと実用的には，しばしば $K(S/dX)$ をひとまとめに $D$ で表し，これを拡散能力と呼ぶ。そうすると上式は

$$\dot{V} = DdP$$

となる（具体的にはガスの種類を示すため $\dot{V}_{O_2}, D_{O_2}, dP_{CO_2}$ などと書く）。

呼吸機能が支障なく維持されるということは，個体内のすべての細胞の代謝活動を全うするのに必要なガス交換が行われることを意味する。すなわち，このことは上記の式を構成する因子間に動的な平衡状態が成立することを必要条件とする。したがって，各因子間には大きさと方向の異なるベクトルが存在し，それがからだの局面でそれぞれの行動を決定することになる。このことについてはこれから詳しく述べていく。その意味で以下の項を気道系，呼吸実質，肺動脈系の三つに大きく分け，それぞれについて論考することにしよう。

### 5.2.1 気　道　系

体内深く入り込んだ位置にあるガス交換域と外界を結ぶ気道系（airway）は肺胞内環境を整えるために不可欠なサブシステムである。気道系には肺間から肺内に侵入する気管支（bronchus），気管枝（rami bronchiales），細気管枝（bron chioli）を気管という。なお解剖学では両肺に入る主枝までを気管支と書き，それ以後を気管枝と書く習慣となっている。両肺に分かれる気管支より上部の気道も気管の系統に入れるのが自然である。そうすると気道は鼻腔，咽頭，喉頭，気管，肺外気管支の順につながった一系統と見なすことができる。

この系統の本質ともいうべき機能は外界の空気をガス交換域に運ぶまでの間に行う温度の調節，水蒸気の飽和などの条件を整えることである。それは気管内粘膜によって行われる。気道粘膜は，多列繊毛上皮で覆われ，その細胞の間に胚細胞を含み，さらに細気管枝以外では多細胞性の腺も粘膜面に開いている。胚細胞は粘液を，多細胞腺は漿液を分泌する。

気道の形についていえば，鼻腔域は複雑な入りくんだ形をしていて，それを支えるのは骨や軟骨である。気管以下はすべて断面が輪状で末梢にいくほど細く，それを支える軟骨も薄くなる。これに反して平滑筋は増える。そして内径 1.2 mm の細気管枝の軟骨は消失し，平滑筋のみとなる。気管枝は肺内でつぎつぎと二分され，それ自体の内径は小さくなるが，各内径の総和は分岐前より大きくなる。このことは肺内気流が末梢にゆくほどゆっくりとなることを意味している。以上の形態は肺内の空気の物理的条件を一様にすることに役立っている。

まず温度についていえば，外気は鼻腔を通過する間にほぼ体温に等しくなるほどに暖められ，湿度もほぼ飽和状態に達する。これは鼻腔の複雑な凸凹の形状が大き

く関係している。鼻腔内面に存在する毛細血管網も加湿を助けている。水蒸気の飽和は腺からの分泌液の蒸発によって行われる。

吸気に混入する粉塵の除去も気道の大きな役割の一つである。これにはつぎのような機序が関与する。粘液で覆われた粘膜面に微小浮遊物が粘着すると粘膜上皮の繊毛の動きによって微小物を移動させる。速度は 1 cm/min といわれ，移動は咽頭に向かう。気道の幾何学的形状や気道が入りくんでいるほど，また気流の速さが速いほど，乱流が発生しやすい。乱流は浮遊物を壁に付着させる効果をもつ。浮遊物の大きさが 4.5 μm のものまでは鼻腔で，4 μm 以上のものの 95％ は気道全区間で除かれる。しかし，1 μm 以下の浮遊物は気道で除かれることはない。それ以下のものはさらに気道先端部分に達し，そこで肺胞マクロファージ（macrophage：巨大食細胞）に捕らえられる。異物を貪食したマクロファージは，気道末端に集まってきて喀痰（sputurn）に混じって排出される。しかし，異物の中には肺胞内に取り残されて間質内に蓄積し，長年にわたって堆積する塵もある。これがけい肺，じん肺症などの誘因となる。空気汚染が問題となるのはこのためである。

### 5.2.2 呼 吸 実 質

呼吸実質のおもな構造要素は，通気路，肺胞，肺胞壁内毛細管網である。通気路は，空気分配の系統という観点からは，気道系と共通する。しかし，個々の肺胞とつながっている点で気管系とは異なる。通気路は再気管支に連なる単なる管ではなく，その壁面には無数の肺胞が開口し，肺胞はたがいに接し多面体を構成している。その構造はまさに気相と液相とを画する境界面積を増大させることに役立っている。

一つの肺胞に 5～9 個の肺胞が接するので 6～10 面体となる。この形状はガス交換面の拡大に役立っている。このような肺胞の形態は Weibel によって密集する石鹼泡と形容された。この表面は肺胞の特徴をよく表している。

肺胞の形態は，与えられた空気内でガス交換面積を増大させようという戦略を具体化したものである。元来，魚類の浮き袋（air bladder）を原基として形成された肺は，肺魚→両棲類→爬虫類→哺乳類と上向に展開してきた結果である（図 5.1）。肺胞の内面は肺胞独特の上皮細胞で覆われている。この細胞は 2 種類あって，一つは膜状肺胞細胞といい，肺胞内面を敷石状に覆っている。もう一つは，顆粒状肺胞細胞と呼ばれ，飛び石状に存在して表面活性物質（surfactant）を分泌する。

このように肺胞の内面は細胞膜に覆われているが，それが直接気相に触れているわけではない。細胞膜の表面には組織液が分泌され，肺胞内膜を覆っている。ガス交換は肺胞気と肺胞壁毛細血管内血液との間で行われ，主要なメカニズムは換気と毛細血管の血液循環である。

イモリ　　　　　　　カエル　　　　　　　カメ

鳥類　　　　　　哺乳類

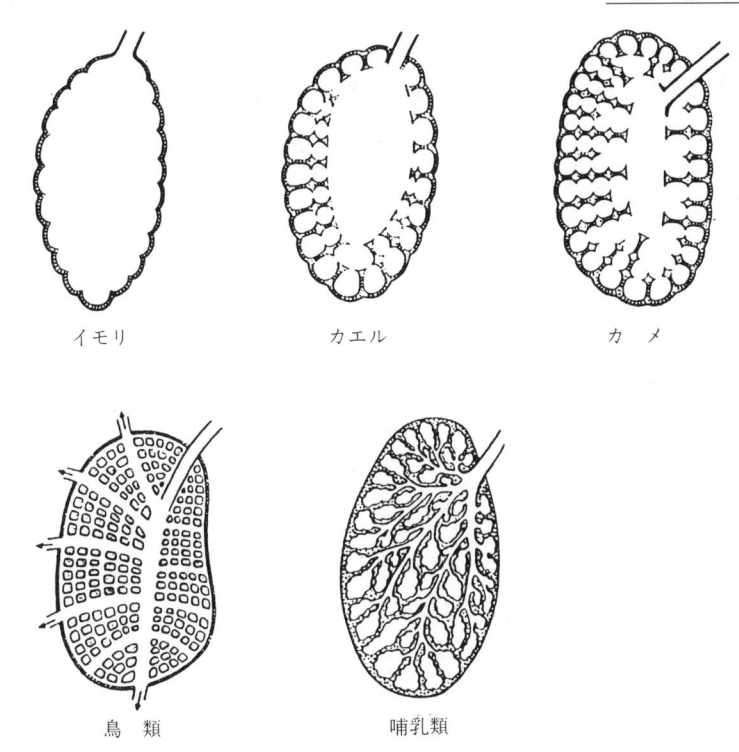

肺は淡水魚の浮袋（air bladder）を原基として形成されたものである。その後両生類，は虫類，鳥類，哺乳類と動物の形態と生活用式が変わるにつれて，それに適応するような形態になった。

**図 5.1** 呼吸器の系統発生

### 5.2.3 肺の脈管系

肺の毛細血管は体内の他の所ではみられないほどに緻密な網目を作っている。このことはガス交換面積を広げることに役立つ。

毛細血管の厚さは薄ければ薄いほどガス拡散効果が大きい。肺胞毛細血管の壁は，上皮や内皮の胞体およびその間の基底膜を含む間質を合わせても $0.5\,\mu m$ にすぎない。この厚さはガスの分子が自由に通過するのに適当な厚さである。すなわち，毛細血管と肺胞気の接触時間内に液相と気相がたがいに平衡に達するのに十分な厚さである。肺胞壁の面積は両肺で $100\,m^2$ であるが，それに接触している毛細血管壁の面積もまた同じ程度に大きい。

灌流血圧を肺胞の動作に見合うほどに低下させること，そのために抵抗の挿入が必要となることを考慮しなければならない。そして，この抵抗の存在が肺胞液の血液分布の均一性も保障している。

肺胞液毛細血管の流入側と流出側との距離は $320\,\mu m$ で，肺胞の直径の2倍である。この距離の血管を通過するのに $0.7\sim 0.8$ 秒かかる。これがとりもなおさず毛細血管内血流と肺胞気の接触時間である。この時間内にガス交換がおこる。すなわち，炭酸ガスは血液から肺胞気へ排出され，酸素は肺胞気から血液へ溶解するので

ある。

　以上のことを肺血管系の特色として理解しつつ肺循環の全貌をながめてみよう。

　体循環と肺循環血管床とは直列につながっている。しかし，両循環系には根本的な相違がある。すなわち，体循環系は動静脈の圧差が大きく血流抵抗が大きいのに対し，肺循環系は血流抵抗がきわめて低い。肺動脈の分岐系は気管系の分岐と並走している。気管の主軸は側枝を出して，それが樹枝状の分岐をつくる。構造の上からは主肺動脈は大動脈に似ているといってよい。主肺動脈（pulmonary artery）およびその分枝の壁は全体として均一であるが，壁の平滑筋の量は枝が小さくなるにつれて増加する。外径 0.1 mm の筋性動脈では，内外弾性板の間に輪状の平滑筋層の発達が見られる。直径 0.1 mm 以下の小動脈から突然その先が毛細管網に続いている。

　肺循環系には体循環系に見られるような筋性小動脈は見られない。したがって肺血管は血流の増加に伴って受動的に進展する。その結果として肺循環系の抵抗は体循環系に比べて 1/8 と小さい。右心室における収縮期の血圧は 22 mmHg まで上昇し，その結果として肺動脈の血圧は収縮期 22，拡張期 8，平均 13 mmHg となる。肺循環系の流出点における平均血圧は，右心室の拡張期圧に等しく，約 7 mmHg である。このような流入血圧と流出血圧の差がわずか 6 mmHg であるにもかかわらず，大循環系の血流量と等量の血液が流れるのである。大循環系ではこの血流を維持するのに 100 mmHg の血圧を必要とすることを考えるならば，肺循環系の抵抗がいかに小さいかがわかるであろう。

　肺血管が低圧伸展系であるので左心室の拍出量のわずかな低下と，右心室の拍出量のわずかな増加は肺に血液を貯留させる。胸腔内の肺および心臓の血液の 25 ％は下肢に移行することができる。この血液は肺循環中の予備量として肺全体にわたって分布し，普段は栓をしたように貯えられているが，大きな拍出量を必要とするときは循環系が急速に再調整されるためにこの血液が使われる。したがって，肺は重要な血液の貯留槽としての役割を分担するサブシステムでもある。

　もし，異物，血栓，気泡などが体循環系に入ると，一般にいずれかの器官の末梢動脈が閉塞され，そのために，それより下流の組織は壊死に陥る。しかし，これらの異物は循環の静脈側に入って肺の中に捕らえられると，肺では血流が 2 種類の血管によって灌流されているので，肺組織は破壊されることなく循環系から除去することができるのである。

　肺には気管支，気管枝，大血管の栄養血管として気管支動脈（bronchiar artery）がある。この動脈は上行大動脈から発し，終末気管枝まで認められる。その先は突然毛細血管になっている。細気管支と肺胞壁には共通の毛細管床があって，小さな口径の吻合が存在している。気管枝動脈系からの静脈流は肺静脈から流出する。肺動脈の一つの枝の閉塞は気管系への血液供給には影響を与えない。肺動脈流が止まったり減少したりすると共通毛細管網流域の血管が拡張し，肺胞膜に酸

化された血液を供給する。したがって肺組織への血液供給障害によって組織が損傷を受けることはない。栓塞が特に大きなものでない限り重大な肺機能障害はおこらない。

　全身の組織を巡って右心に戻ってくる血液は静脈血（venous blood）といわれ，大静脈に集められて戻る。このとき全身の組織や器官の種類によって代謝の様相が異なるので静脈血の内容もまたそれぞれに異なっている。例えば，皮膚のように代謝の程度が少ない組織を流れる血液と，脳のような代謝の激しい組織を流れる血液とでは，静脈血の成分がまったく異なっているといってよい。したがって静脈血といっても灌流する組織によって静脈血の内容が異なるのは当然である。このような静脈血は右心で完全に混ぜ合わされて均一な内容の血液となって右室から肺毛細血管へ向かって駆出される。

　解剖学では心臓から出発する血管を動脈（artery）というので，右室から送り出される混合静脈血（mixed venous blood）は肺動脈を流れて肺胞毛細血管に至る。この用語の不整合性が混乱の原因となっている。すなわち，全身を巡って肺に戻ってくる血液を混合静脈血といい，それを流す血管を動脈管という不整合性である。混合静脈血は肺胞壁毛細血管を流れる間に，動脈血化される。この動脈血は，肺静脈血管を通って左心に至る。ここでもまた用語の不整合がある。心臓に戻る血管を静脈（vein）というので動脈血が静脈管を流れるのである。左室で，高エネルギー状態に変換された血液は全身に向かって駆出される（図5.2）。

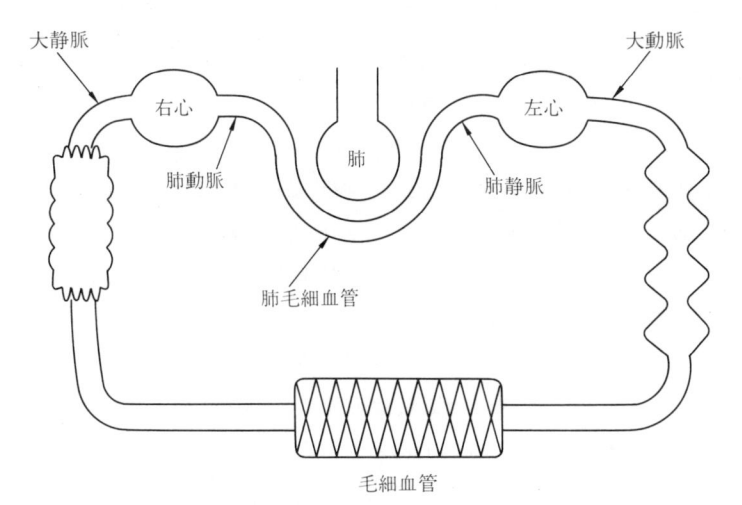

代謝産物を含んだ静脈血は大静脈から右心房に戻り，右心室から肺胞毛細血管に向かって駆出される。肺においてガス交換を終え，酸化された動脈血は肺静脈を通じて左心房に送られる。左心室において高エネルギー状態に変換された血液は，大動脈を通じて全身へ運ばれる。解剖学では心臓に戻る血管を静脈，心臓から出る血管を動脈という。したがって，右心室から肺までの血管は肺動脈というが，全身から戻った混合静脈血が流れる。肺から左心房までは動脈血が肺静脈を流れる。動脈と静脈が逆になっているので注意を要する。

図5.2　肺循環の模式図

## 5.3 換　　　気

　ガス交換は肺胞気と肺胞壁毛細血管内血液との間で行われる。それを実行するのは呼吸実質の換気（ventilation）と毛細管流床の血液循環である。この節では呼吸実質の換気に関与する因子の動態を論考する。

　肺はそれ自身で呼吸運動を行うことはできない。肺呼吸は胸郭（thorax）と横隔膜（diaphragm）の運動に伴う胸腔容積の変化によって駆動される。換気のために肺容積を変化させる力は，つぎの二つの要素による（図5.3）。その一つは肺の外から肺表面に及ぼされる圧力，すなわち胸膜腔内に発生する圧力 $P_T$ で，もう一つはこれと逆向きに働く内部圧 $P_L$ である。言い換えれば，胸腔内圧と肺弾性によって生ずる力との差，すなわち肺胞内圧（alveolar pressure：$P_A$）が呼吸の原動力となる。$P_A$ は

$$P_A = P_L + P_T$$

と表され，気道を開いたまま呼吸を止めれば $P_A$ は大気圧と等しくなる。

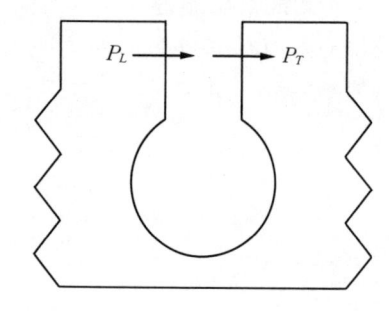

$P_T$：胸腔内圧，$P_L$：肺の収縮圧

肺は胸部に密閉された形で納められている。肺の運動は，胸郭の運動と胸腔と腹腔とを境する横隔膜の運動とによって行われる。呼吸の原動力となる肺胞内圧は，胸腔内に発生した陰圧と肺を縮小させようとする肺の弾性力の均衡によって決定される。

図5.3　肺と胸郭

　肺は弱い力を持った弾性体である。したがって，安静呼吸時にも $P_T$ は大気圧より陰圧となり，その結果，肺は広げられた状態にある。肺の弾性は広がりに対して縮む方向に作用し，その力と $P_T$ とが釣り合っている。この状態から胸腔容積が肋骨および横隔膜の運動によって増加すれば，胸腔内圧はさらに陰圧となる。

　このように，肺は自然位でも広がって空気を含み，完全に虚脱してはいない。安静時呼気位（end-expiration）における肺内の空気量は両肺で 2 400 m$l$ である。なおこの数値は成人男性で体表面積 1.7 m² の場合である。この空気量を機能的残気量（functional residual capacity：FRC）という。ここを基準として行われる吸気（inpiration）の 1 回の換気量は 400〜500 m$l$ だが，吸気に際して呼吸実質に入るのはこれから気道系の容積（死腔，dead space）約 150 m$l$ を差し引いた分だから，実質域は 1 回の呼吸で 10〜15 ％ の入替えが行われる。このような限定された入替えは，ガス交換に直接関係する肺胞気の組成の変化をやわらげ，いわば準内部環境ともいえる肺内環境を安定させることに役立っている。このことは換気を考えるときに最も重要な事項である。われわれがどのような環境に置かれても，それに

比較的早く順応できるのは肺換気のこのような特性によるものである。

　以上の諸量とそれに関係するいろいろな肺気量相互の関係は**図5.4**に示してある。なおそこに用いられている用語の使い方についてはつぎのような約束が基礎となっている。

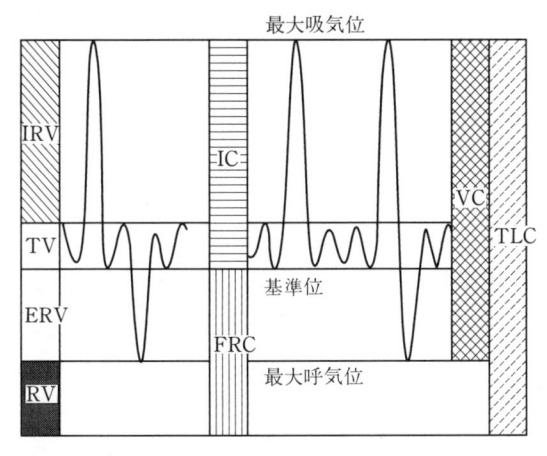

```
                    最大吸気位
┌──────┬─────┬──────┐
│▓▓▓▓▓▓│░░░░░│▓▓▓▓▓▓│
│IRV   │     │      │
│      │ IC  │    VC│
│      │     │   TLC│
│TV    │     │      │
│      │ 基準位     │
│ERV   │     │      │
│      │ FRC │      │
│      │最大呼気位  │
│█RV   │     │      │
└──────┴─────┴──────┘
```

IRV（inspiratory reserve volume, 予備吸気量）
　：1回換気量の吸気終末からさらに吸い込みうる最大の吸気量
ERV（expiratory reserve volume, 予備呼気量）
　：呼気終末位からさらに吐き出しうる最大のガス量
FRC（functional residual capacity, 機能的残気量）
　：呼気終末位で肺内に残っているガス量
TLC（total lung capacity, 全肺気量）
　：最大吸気位の終わりに肺内に含まれるガスの総量
RV　（residual volume, 残気量）
　：最大呼出位の終わりになお肺内に残っているガス量
TV　（tadal volume, 1回換気量）
　：1回の換気量
VC　（vital capacity, 肺活量）
　：最大吸気位から吐き出しうる最大のガス量
IC　（inspiratory capacity, 最大吸気量）
　：平静呼気レベルから吸い込みうる最大のガス量

図の通りの用語を用いて肺気量の分画を表すが，特に重なり合わない肺気量に対してvolumeという用語を使い，重なり合う肺気量に対してcapacityという用語を用いることに注意。

**図5.4　肺気量分画**

　肺気量にはvolumeという用語とcapacityという用語の二つがある。日本語では共に気量といっているが，両者には明確な相違があるのでvolumeとcapacityとを正確に使い分けてほしい。volumeとは全肺気量を構成する重なり合わない量

表5.1　肺気量および分画の標準値

| 肺気量分画の割合 | |
|---|---|
| 最大吸気量(IC) | 3 600 m$l$ |
| 予備呼気量(ERV) | 1 200 m$l$ |
| 肺活量(VC) | 1 800 m$l$ |
| 残気量(RV) | 1 200 m$l$ |
| 機能的残気量(FRC) | 2 400 m$l$ |

に使い，capacity というのは volume の二つまたはそれ以上を合わせた気量に使う。標準値は**表**5.1にまとめてある。

### 5.3.1 肺 胞 気

この項では定常的な大気圧で正常肺の各領域における肺胞気がどのように定まるかを論考の対象とする。

呼吸実質の肺胞気が換気ごとに一様化し，肺胞気と毛細血管流床血液の接触時間内に両者のガス分圧がたがいに平衡に達するのはどのような機序に基づくものであるかを以下に一つずつ確かめてみよう。

ここまでの説明では意識的に記号を用いることを避けてきた。その理由は人は一般に数式や記号に対しては本能的な嫌悪感を示すものだからである。しかし，記号は使いなれると便利である。表現の方法に一定のルールがあって，その単純なルールを知っていれば初めて見る記号であってもそれがなにを表現しているかを容易に理解することができる。

基本的量を大文字の頭文字で表し，それに必要な条件を示す記号を右下に付け加える。これが原則である。必要な条件とは気相，血液相，ガスの種類を示す化学記号，温度，その他の条件である。

最も基本となるのは量，圧，濃度である。ガスの量は $V$ (volume)，血液の量は $Q$ (quantity)，ガス濃度は $F$ (fraction) で表し，その割合を小数で表す。例えば2％は0.02，50％は0.5など。血中の濃度は $C$ (content)，圧はすべて $P$ (pressure)，単位時間の量の変化は $V$ あるいは $Q$ の上に・(dot) をつけ $\dot{V}, \dot{Q}$ で表す。$\dot{V}$ は単位時間におけるガス量の変化で換気量に相当し，$\dot{Q}$ は単位時間における血液量の変化で，血流量を表す。平均値はそれぞれの記号の上に ￣ (bar) をつける。平均圧は $\bar{P}$，ガス濃度の平均は $\bar{F}$ である。

**表**5.2 肺機能に使われる記号・略号一覧表

| 記号 | 内容 | 記号 | 内容 |
|---|---|---|---|
| I | 吸気 | $V$ | ガス量 |
| E | 呼気 | $\dot{V}$ | 単位時間のガス量の変化(換気量) |
| A | 肺胞気 | $P$ | 圧 |
| T | 1回換気 | $\bar{P}$ | 平均圧 |
| D | 死腔気 | $F$ | ガス濃度 |
| B | 大気圧 | $f$ | 換気数 |
| S | steady state | $D$ | 拡散能力 |
| STPD | 標準状態 (standard temperature, standard pressure dry) | $R$ | ガス交換比 |
| | | $Q$ | 血液量 |
| | | $\dot{Q}$ | 単位時間の血流量 |
| ATPS | 大気圧，室温，水蒸気飽和状態 (ambient temperature and pressure, saturated with water vapor) | $C$ | 血中ガス含量 |
| | | $S$ | 飽和度 |
| | | $a$ | 動脈血 |
| BTPS | 37℃，大気圧，水蒸気飽和状態 (body temperature and ambient pressure, saturated with water vapor) | $v$ | 静脈血 |
| | | $\bar{v}$ | 混合静脈血 |
| | | $c$ | 毛細血管 |

気相に対する記号は小文字の頭文字を用い，基礎的な量を示し，基本的記号の右下に付記する。$V_T$ と書けば1回換気量（tidal volume），$P_A$ と書けば肺胞内圧（alveolar pressure），$P_{AO_2}$ は肺胞気の $O_2$ 分圧となる。$I$ は吸気（inspiration），$f$ は単位時間の変化数（frequency）である。

以上のルールに従って肺機能によく使われる記号・略号を一覧表にまとめたのが**表5.2**である。

### 5.3.2 肺胞気式

肺胞におけるガス交換を考える場合，肺胞気のガス分圧を知る必要がある。肺胞気の $CO_2$ 分圧は動脈血の $CO_2$ 分圧と等しいと考えることができる。というのは炭酸ガスの溶解度がきわめて大きいので混合静脈血中の $O_2$ は肺胞気の $CO_2$ の濃度と速やかに平衡に達するからである（**図5.5**）。しかし，$O_2$ についてはそうはいかない。そこで肺胞気の $O_2$ 分圧を算出するために肺胞気式（alveolar equation）が考えられた。単位時間に吸入する空気の量 $\dot{V}_I$ は，吐き出される空気の量 $\dot{V}_A$ とは必ずしも等しくない。その理由は摂取される $O_2$ の量 $\dot{V}_{O_2}$ と排出される $CO_2$ の量 $\dot{V}_{CO_2}$ はガス交換比 $R$ が1.0でない限り等しくないからである。

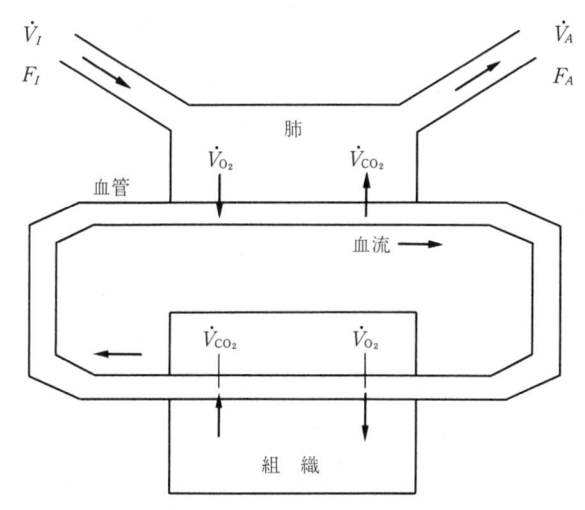

換気によって酸素（$\dot{V}_{O_2}$）は肺から血液に移行し，全身の組織に配られる。組織の代謝によって生じた $CO_2$ ガスは血液によって肺に運ばれ（$\dot{V}_{CO_2}$）体外に排出される。
$\dot{V}_I$ は外気から肺に流入するガス，$\dot{V}_A$ は肺から体外に流出するガス。

**図5.5** 換気によるガス交換

好気呼吸で栄養物が完全に分解されると $CO_2$ が排出される。このとき消費された $O_2$ の容積との比 $\dot{V}_{CO_2}/\dot{V}_{O_2}$ を呼吸商（respiratory quotient）といい $R$ で表す。$R$ はブドウ糖の場合1.0，脂肪では0.7，タンパク質では0.8である。一般には0.8～1.0の値を採用している。

$$\dot{V}_I = \dot{V}_E + (\dot{V}_{O_2} - \dot{V}_{CO_2}) \tag{5.1}$$

$$\dot{V}_{O_2} = \dot{V}_I F_{IO_2} - \dot{V}_E F_{EO_2} \tag{5.2}$$

$$\dot{V}_{CO_2} = \dot{V}_E F_{ECO_2} - \dot{V}_I F_{ICO_2}$$

しかし，吸気中の $CO_2$ 濃度 $F_{ICO_2}$ は無視できるほど小さいので（**表5.3**参照）

$$\dot{V}_{CO_2} = \dot{V}_E F_{ECO_2} \tag{5.3}$$

**表5.3** 空気および生体内のガス分圧〔mmHg〕

|  | 乾燥空気 | 気管内ガス | 肺胞内ガス | 動脈血ガス | 混合静脈血ガス |
|---|---|---|---|---|---|
| $P_{O_2}$ | 159.1 | 149.2 | 104 | 100 | 40 |
| $P_{CO_2}$ | 0.3 | 0.3 | 40 | 40 | 46 |
| $P_{H_2O}$ | 0.0 | 47.0 | 47 | 47 | 47 |
| $P_{N_2}$ | 600.6 | 563.5 | 569 | 573 | 573 |
| $P$ 計 | 760.0 | 760.0 | 760 | 760 | 706 |

式 (5.2)，(5.3) を式 (5.1) に代入すると

$$\dot{V}_I = \dot{V}_E + (\dot{V}_I F_{IO_2} - \dot{V}_E F_{EO_2} - \dot{V}_E F_{ECO_2})$$

$$\dot{V}_I (1 - F_{IO_2}) = \dot{V}_E (1 - F_{EO_2} - F_{ECO_2})$$

$$\dot{V}_I = \dot{V}_E \frac{1 - F_{EO_2} - F_{ECO_2}}{1 - F_{IO_2}} \tag{5.4}$$

式 (5.2), (5.4) から

$$\dot{V}_{O_2} = \left( \dot{V}_E \frac{1 - F_{EO_2} - F_{ECO_2}}{1 - F_{IO_2}} \right) F_{IO_2} - \dot{V}_E F_{EO_2}$$

$$= \dot{V}_E \frac{F_{IO_2} - F_{ICO_2} F_{ECO_2} - F_{EO_2}}{1 - F_{IO_2}} \tag{5.5}$$

吸気と呼気のガス交換比を $R_E$ とすると

$$R_E = \frac{\dot{V}_{CO_2}}{\dot{V}_{O_2}}$$

これに式 (5.3), (5.5) を代入すると

$$R_E = \frac{F_{ECO_2}(I - F_{IO_2})}{F_{IO_2} - F_{CO_2} F_{ECO_2} - F_{EO_2}}$$

吸気と肺胞気のガス交換比を $R_A$ とするとまったく同じに

$$R_A = \frac{F_{ACO_2}(1 - F_{IO_2})}{F_{IO_2} - F_{ICO_2} F_{ACO_2} - F_{AO_2}} \tag{5.6}$$

$$F_{ACO_2} = F_{IO_2} - F_{ACO_2}\left( F_{IO_2} + \frac{1 - F_{IO_2}}{R_A} \right)$$

$$F_{AO_2} = F_{IO_2} + \frac{F_{IO_2} F_{ACO_2}(1 - R_A)}{R_A} - \frac{F_{ACO_2}}{R_A}$$

肺胞気中のガス分圧はガス濃度 $F_A$ に大気圧 $P_B$ から 37℃ における飽和水蒸気圧を引いた圧 ($P_B - 47\text{mmHg}$) を掛けたものである。したがって，上記の式に ($P_B - 47$) を掛ければ肺胞気の $O_2$ 分圧 $P_{AO_2}$ となる。

$$P_{AO_2} = F_{IO_2}(P_B - 47) - P_{ACO_2}\left( F_{IO_2} + \frac{I - F_{IO_2}}{R_A} \right)$$

$$P_{ACO_2} = F_{IO_2}(P_B - 47) + \frac{F_{IO_2} P_{ACO_2}(1-R_A)}{R_A} - \frac{P_{ACO_2}}{R_A}$$

この場合，定常状態であれば，組織と血液，血液と肺胞気，吸気と呼気の間のガス交換量は等しいと考えられる。つまり，$P_A = R_E$ なので，$R_E$ を $R_A$ の代わりに使うことができ，さらに添字の $A$ も $E$ も除いて単に $R$ と表してもよい。また $P_{ACO_2} = P_{aCO_2}$ と考えられる。ここに，$P_{ACO_2}$ は肺胞気の $CO_2$ 分圧，$P_{aCO_2}$ は動脈血の $CO_2$ 分圧である。

$$\begin{aligned} P_{AO_2} &= F_{IO_2}(P_B - 47) - P_{ACO_2}\left(F_{IO_2} + \frac{1 - F_{IO_2}}{R}\right) \\ &= F_{IO_2}(P_B - 47) + \frac{F_{IO_2} P_{aCO_2}(1-R)}{R} - \frac{P_{aCO_2}}{R} \\ &= P_{IO_2} + \frac{F_{IO_2} P_{aCO_2}(1-R)}{R} - \frac{P_{aCO_2}}{R} \end{aligned} \tag{5.7}$$

これを肺胞気式という。大変複雑でおおげさな計算を要したが，肺胞気（$P_{AO_2}$）の動態に直接関与する因子は $P_{IO_2}$, $P_{aCO_2}$ と $R$ である。他の因子は係数を定める補正項であったり，無視小の因子であったりするので式を下記の式（5.8）のように簡略化して表すことができる。事実ほとんどの症例についてこの式で算出した成績は妥当なものであった。

$$P_{AO_2} = P_{IO_2} - \frac{P_{aCO_2}}{R} \tag{5.8}$$

また，$R$ を実測しえなかった場合はこれを 0.8〜0.85 とおいてもよい。具体例を示すと空気呼吸を行っている場合は $P_{IO_2} = 150$, $P_{aCO_2} = 40$, $R = 0.8$ として

$$P_{AO_2} = 150 - \frac{40}{0.8} = 100 \text{ [mmHg]}$$

である。

$P_{AO_2}$ の正常値は加齢によって低下することが知られており，成人の場合低下に関する回帰式は数多く発表されている。しかし，実用上は20歳までは100 mmHg，それ以上は $P_{AO_2} = (100 - 0.4 \times 年齢)$ というのが最も妥当とされている。

肺胞気中の酸素分圧（$P_{AO_2}$）と動脈血中の酸素分圧（$P_{aO_2}$）とは同じ値ではなく，正常でも $P_{aO_2}$ のほうが若干低い値をとる。その理由は気相と液相とを分ける隔壁が酸素の通過に対して抵抗（血液-肺胞バリヤ）となっているからである。両者の差 $A$-$aD_{O_2}$ (difference of oxygen) を肺胞気-動脈血 $O_2$ 分圧較差という。正常では 10 mmHg 以下である。この $A$-$aD_{O_2}$ は肺胞における気相と液相のガスの混合状態を知るのに重要な指標となる。この値の増大は肺胞換気量 $\dot{V}_A$ と血液量 $\dot{Q}$ との不均衡，肺胞の $O_2$ 拡散能の低下，各種の動静脈短絡（動脈血と静脈血が肺を介さないで混合する状態）が原因となっている。

### 5.3.3 肺胞換気量血流比

肺において動脈血化される血液の状態は換気のみ，あるいは血流のみの個々の要

因によって決定されるのではなく，肺胞換気量と毛細管血流量との関係によって決定される。それはおもに換気-血流量比($\dot{V}_A/\dot{Q}$)として把握される。

単位時間における吸気量を $\dot{V}_I$，吸気の $O_2$ 濃度を $F_{IO_2}$，肺胞からの呼気量を $\dot{V}_A$，肺胞気 $O_2$ 濃度を $F_{AO_2}$ とすると，単位時間に肺に入る $O_2$ 量は $\dot{V}_I F_{IO_2}$，肺から出る $O_2$ 量は $\dot{V}_A F_{AO_2}$ となる。したがって，この間に肺から血液に取り入れられる $O_2$ 量は

$$\dot{V}_{O_2} = \dot{V}_I F_{IO_2} - \dot{V}_A F_{AO_2}$$

となる。

一方，空気中の $CO_2$ 量は無視できるほど小さいので単位時間に肺から排出される $CO_2$ 量は

$$\dot{V}_{CO_2} = \dot{V}_A F_{ACO_2} \cdots\cdots$$

となる。

つぎに血液からみると Fick の法則から

$$\dot{V}_{O_2} = \dot{Q}(C_{aO_2} - C_{\bar{v}O_2})$$
$$\dot{V}_{CO_2} = \dot{Q}(C_{\bar{v}CO_2} - C_{aCO_2})$$

が成立する。ただし，$C_{aO_2}$，$C_{aCO_2}$ は動脈血の $O_2$ および $CO_2$ 含有量，$C_{\bar{v}O_2}$，$C_{\bar{v}CO_2}$ は混合静脈血の $O_2$ および $CO_2$ 含有量。

Fick の原理について簡単に説明しておく。

心拍出量を計算するには酸素消費量と動静脈酸素差を同時に測定する。毎分の酸素消費量は呼気を集めて測定する。静脈の酸素量を混合静脈血で測定し，動脈の酸素を動脈血で測定する。血液 100 ml 当りの動静脈酸素差は，動脈血の酸素含有量から混合静脈血の酸素含有量を引いて求める。

$$\dot{Q} = \frac{O_2 \text{消費量}}{C_{aO_2} - C_{vO_2}}$$

これを代入すると，心拍出量 $\dot{Q}$ は

$$\dot{Q} = \frac{250 \, [\text{ml/min}]}{\frac{5}{100} \, [\text{ml/ml}]} = 5\,000 \, [\text{ml/min}]$$

いま $V_I = V_A$ と仮定すると

$$\dot{V}_A(F_{IO_2} - F_{AO_2}) = \dot{Q}(C_{aO_2} - C_{\bar{v}O_2})$$
$$\dot{V}_A F_{ACO_2} = \dot{Q}(C_{\bar{v}CO_2} - C_{aCO_2})$$
$$\therefore \frac{\dot{V}_A}{\dot{Q}} = \frac{C_{aO_2} - C_{\bar{v}O_2}}{F_{IO_2} - F_{AO_2}}$$
$$\frac{\dot{V}_A}{\dot{Q}} = \frac{C_{\bar{v}CO_2} - C_{aCO_2}}{F_{ACO_2}}$$

となる。ここでもし，$\dot{V}_A/\dot{Q}$ が決定されれば $F_{AO_2}$ 肺胞気酸素濃度と $C_{aO_2}$ 動脈血含有量，$F_{ACO_2}$ 肺胞気炭酸ガス濃度と $C_{aCO_2}$ 動脈血炭酸ガス含有量の間にはそれぞれ $O_2 \cdot CO_2$ の解離曲線を介して一定の関係が成立する。したがって吸気および混合静

脈血のガス組成が一定であると，個々の肺胞の肺胞気または動脈血ガス組成は $\dot{V}_A/\dot{Q}$ によって決定されることを示している。

　以上のことを基礎として個々の肺胞の $\dot{V}_A/\dot{Q}$ について考えてみよう。換気のない肺胞（$\dot{V}_A/\dot{Q}=0$），血流のない肺胞（$\dot{V}_A/\dot{Q}=\infty$）も一つの肺に含まれるすべての肺胞は 0 から ∞ に至るまでの一つの $\dot{V}_A/\dot{Q}$ の値を持っている。ここで一つの標準として混合静脈血の $O_2$ 分圧を 40 mmHg，$CO_2$ 分圧 $P_{\bar{v}CO_2}$ を 46 mmHg と仮定し，$P_{\bar{v}O_2}$ ガス濃度分量を分圧に換算し $\dot{V}_A/\dot{Q}$ を 0 から ∞ まで変化させて $P_{AO_2}$ と $P_{ACO_2}$ とを計算し，それを $X$ 軸，$Y$ 軸にのせると**図 5.6** のようになる。図では $\bar{v}$ は混合静脈点で，$\dot{V}_A/\dot{Q}=0$ である。I 点は吸気ポイントといい，$\dot{V}_A/\dot{Q}=\infty$ となる。この図は 1 気圧の空気吸入で $P_{\bar{v}O_2}$，$P_{\bar{v}CO_2}$ がそれぞれ 40 mmHg，46 mmHg であれば個々の肺胞の $\dot{V}_A/\dot{Q}$ がどんな値をとるにしろすべての $P_{AO_2}$，$P_{ACO_2}$ はこの曲線上にあることを示している。

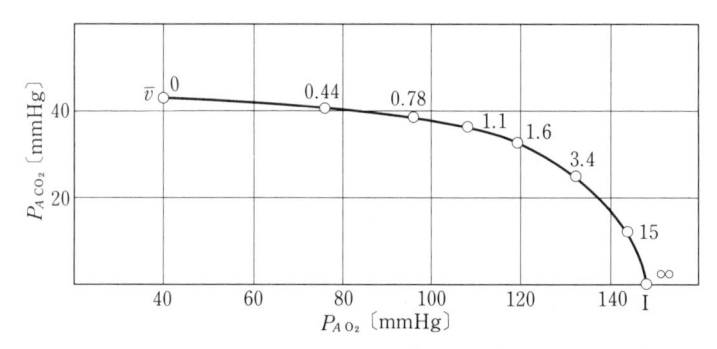

1 気圧の空気吸入で $P_{\bar{v}O_2}$，$P_{\bar{v}CO_2}$ がそれぞれ 40 mmHg，46 mmHg であれば個々の肺胞の $\dot{V}_A/\dot{Q}$ がどのような値でも $P_{AO_2}$，$P_{ACO_2}$ は曲線上に存在する。

**図 5.6**　換気血流比

　このように，すべての肺胞の $\dot{V}_A/\dot{Q}$ の値が同じであることはない。$O_2$ 運搬の最も効率がよい $\dot{V}_A/\dot{Q}=1.0$ を中心として比較的均等に分布している。**図 5.7** の実線は健康な肺について成立する。病的な肺では破線で示す分布をとる。このように均

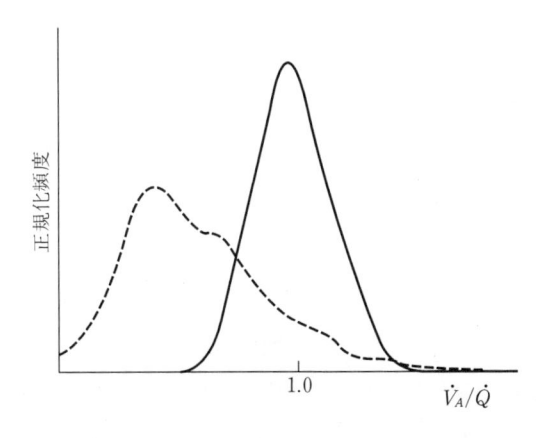

正常な肺では実線で示すように，$\dot{V}_A/\dot{Q}=1.0$ を中心として均等に分布する。これに対して病的な肺では破線で示されるような幅広い分布をとる。

**図 5.7**　$\dot{V}_A/\dot{Q}$ の分布

一でない場合を不均等分布という。

この $\dot{V}_A/\dot{Q}$ の不均等分布が多くなると肺におけるガス交換が障害され，$A\text{-}aD_{O_2}$ が増大することになる。つぎにこのメカニズムを考察しよう。

〔二肺葉モデル〕

肺は図5.8に示すような左右の肺胞群から成り立っていると仮定しよう。肺胞換気量 $\dot{V}_A$ は右と左の肺胞にそれぞれ $\dot{V}_1$, $\dot{V}_2$ とし，肺血流量 $\dot{Q}$ は左右の肺胞に $\dot{Q}_1$, $\dot{Q}_2$ と分布する。

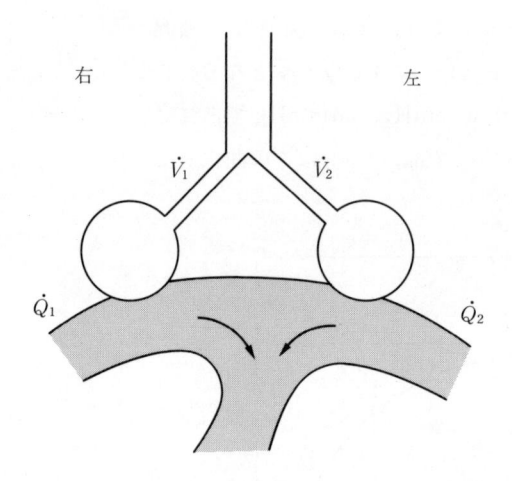

二肺葉からなるモデルを規準とすれば左右の肺の換気と血流によって血液のガス成分がどのように調節されるかを明確に区別して評価することができる。

図5.8 二肺葉モデル

$\dot{V}_1 > \dot{V}_2$ のときに，$\dot{Q}_1 < \dot{Q}_2$ とすると右の肺胞の $\dot{V}_A/\dot{Q}$ は大きく，左の肺胞の $\dot{V}_A/\dot{Q}$ は小さくなる。右の肺胞の $P_{O_2}$ は左の肺胞の $P_{O_2}$ より高くなる。$\dot{V}_1 > \dot{V}_2$ であるから $P_{AO_2}$ は $P_{O_2}$ の高い右の肺胞ガスの影響を受け高く保たれ，$\dot{Q}_1 < \dot{Q}_2$ であるから右と左の動脈血が混合した $P_{aO_2}$ は $P_{O_2}$ の低い左の影響を受け低くなる。このため $P_{AO_2} > P_{aO_2}$ となり $A\text{-}aD_{O_2}$ が増加することになる。

さらに $A\text{-}aD_{O_2}$ の増大の生じるもう一つの原因に酸素解離曲線の特異性がある。左の肺胞の $O_2$ 摂取量が少なくても右の肺胞の $O_2$ 摂取量を増加させれば $O_2$ 摂取は高いままに維持されるはずである。しかし，$O_2$ 解離曲線で見られるように，$O_2$ 分圧の高いところではヘモグロビンはすでに酸素で飽和されているのでこれ以上増加することはない。したがって，右葉による代償は有効に働くことはない。

しかし，$CO_2$ は $O_2$ と異なった態度をとる。$C_{CO_2}$ は $P_{CO_2}$ にほぼ比例し左葉で障害された $CO_2$ 排出は右の肺胞で代償されるので $CO_2$ の（図3.8参照）排出障害は $O_2$ に比べておこりにくい。このように $\dot{V}_A/\dot{Q}$ の不均等分布は $A\text{-}aD_{O_2}$ が開大する一つの大きな要因であるが，逆に $A\text{-}aD_{O_2}$ の増大から $\dot{V}_A/\dot{Q}$ の特定はできない。

### 5.3.4 肺胞におけるガス交換の実際

以上，肺胞におけるガス交換の機序を理論的側面から検討してきた。肺胞におけるガス交換の実際について具体的な記述をしてみたい。なおこの節では対象とした被検者は成人男子である。肺胞における $O_2$ の分圧は約 100 mmHg であるが，安静

時の混合静脈血酸素分圧($P_{\bar{v}O_2}$)ではそれより，60 mmHg ほど低い。したがって $P_{\bar{v}O_2}$ は 40 mmHg となる。動脈血の $O_2$ 分圧は肺胞気の $O_2$ 分圧にほぼ等しい。一方，$CO_2$ の分圧は混合静脈血で 45 mmHg である。動脈血と肺胞気の $CO_2$ 分圧はほぼ等しく，混合静脈血の $CO_2$ 分圧は 40 mmHg である。大気呼吸では肺胞気の $O_2$ 分圧は 100 mmHg であり，動脈血の $O_2$ 飽和度は 98 % くらいである（表5.4）。$O_2$ の少ない空気，例えば $O_2$ 10～14 % の空気を呼吸すると肺胞気の $O_2$ 分圧は 40 mmHg ほど減り，動脈血の $O_2$ 飽和度は 90 % に減る。動脈血と肺胞気との間には常に $O_2$ 分圧の差がある。一般に肺胞気の $O_2$ 含有量が少なくなれば動脈血の $O_2$ 分圧との差は小さくなる。

表 5.4 青年男子における血液 $O_2$, $CO_2$, pH

| | | 動脈血 | 混合静脈血 |
|---|---|---|---|
| 1 | $O_2$ 圧〔mmHg〕 | 95 mmHg | 40 mmHg |
| 2 | 溶解 $O_2$ 量〔($O_2$) m$l$/(全血) 100 m$l$〕 | 0.29 m$l$/100 m$l$ | 0.12 m$l$/100 m$l$ |
| 3 | $O_2$ 含有量〔($O_2$) m$l$/(全血) 100 m$l$〕 | 20.3 m$l$/100 m$l$ | 15.5 m$l$/100 m$l$ |
| 4 | Hb と結合した $O_2$ 量〔($O_2$) m$l$/(全血) 100 m$l$〕 | 20.0 m$l$/100 m$l$ | 15.4 m$l$/100 m$l$ |
| 5 | Hb の $O_2$ 抱合能〔($O_2$) m$l$/(全血) 100 m$l$〕 | 20.6 m$l$/100 m$l$ | 20.6 m$l$/100 m$l$ |
| 6 | Hb の $O_2$ 飽和度 | 97.1 % | 75.0 % |
| 7 | 全 $CO_2$ 量〔($CO_2$) m$l$/(全血) 100 m$l$〕 | 44.0 m$l$/100 m$l$ | 53.1 m$l$/100 m$l$ |
| | 〔mmol/$l$〕 | 21.9 mmol/$l$ | 23.8 mmol/$l$ |
| 8 | 血漿 $CO_2$ 量〔($CO_2$) m$l$/(血漿) 100 m$l$〕 | 59.6 m$l$/100 m$l$ | 63.8 m$l$/100 m$l$ |
| | a) 溶解 $CO_2$ 量〔($CO_2$) m$l$/100 m$l$〕：$P_{CO_2}$ として | 2.84 m$l$/100 m$l$ | 3.2 m$l$/100 m$l$ |
| | b) 結合 $CO_2$ 量〔($CO_2$) m$l$/100 m$l$〕：$N_{OHCO_3}$ とし | 56.8 m$l$/100 m$l$ | 60.5 m$l$/100 m$l$ |
| | c) 結合 $CO_2$ 量/溶解 $CO_2$ 量〔$l$〕 | 20/1 $l$ | 18.9/1 $l$ |
| | d) $CO_2$ 圧〔mmHg〕 | 41 mmHg | 46.5 mmHg |
| 9 | 血漿 pH | 7.40 | 7.376 |

肺に戻ってくる混合静脈血の $O_2$ 分圧は激しい筋肉運動で著しく低下する。時には 15 mmHg くらいまでに減少することがある。これに反して $CO_2$ の分圧は増加し 60 mmHg に達することもある。肺胞におけるガス交換の駆動圧は肺胞気と血液の分圧の差である。$O_2$ についていえば，肺胞気の $O_2$ 分圧は肺に戻ってくる混合静脈血の $O_2$ 分圧よりかなり高いために肺胞気の $O_2$ は血液に移行する。$O_2$ が与えられた混合静脈血は動脈血化されて肺胞を去っていくが，そのときの $O_2$ 分圧は肺胞気の分圧よりは低いのが常である。しかし，$CO_2$ についていえば $CO_2$ は溶解度が著しく大きいので，肺胞気の $CO_2$ と血液の $CO_2$ とは速やかに混ざりあって肺胞気と血液の分圧は等しくなる。肺に戻ってくる混合静脈血は多量の $CO_2$ を含むが肺胞でこれを気相に排出してしまうので，肺胞を去るときには血液の $CO_2$ 分圧は肺胞気の $CO_2$ 分圧と等しくなるのである。したがって動脈血の $CO_2$ 分圧を計ればそれがそのまま肺胞気の $CO_2$ 分圧と考えてよい。

細胞における $O_2$ 消費の結果，ヒトの体は毎分 300 m$l$ の $O_2$ を必要とする。この量を肺胞で吸収するためには 3 mmHg の圧の勾配が必要である。激しい筋肉運動のときには $O_2$ の消費量は 6 倍に達することもある。その際には，必要な $O_2$ 分圧の勾配は当然 20 mmHg とならなければならない。一方，代謝の結果，発生した

$CO_2$ は毎分 250 m$l$ であり，この量を排出するために必要な圧勾配はわずか 0.1 mmHg でよい。

赤血球内には血液が組織から $CO_2$ を取り，肺で $CO_2$ を放出するときにそれを促進させる酵素 carbonic anhydrase がある。したがって，肺で $CO_2$ を放出するのが容易になる。右心に集まってきた静脈血が肺毛細血管に達したとき，その $O_2$ の分圧は肺胞気の $O_2$ 分圧よりもはるかに低い。その差で肺胞気の $O_2$ が血液に溶解し，さらに赤血球内に入る。そのために赤血球内の $O_2$ 分圧が上昇し，赤血球に含まれるヘモグロビンの 98％ が $O_2$ で飽和される。安静時には 100 m$l$ の血液は約 5 m$l$ の $O_2$ を肺胞気から吸収する。一方，肺毛細血管に戻ってくる混合静脈血の $CO_2$ 分圧は肺胞気のそれより 5 mmHg だけ高い。この分圧差で $CO_2$ は血液から肺胞内に放出される。

このようにして肺胞気の $CO_2$ 分圧は増加するが，1 回の呼吸ごとに肺胞気の 15％ が交換されるので，肺胞気の $CO_2$ 分圧は低いままに保たれる。また，このように血液の $CO_2$ が肺胞内に拡散して放出されるので血液の溶解 $CO_2 \rightleftarrows (H_2CO_3)$ は減少する。安静時には 100 m$l$ の血液から 4 m$l$ の $CO_2$ が肺胞内に排出される。このようなガスの放出は混合静脈血が肺胞毛細血管を通過するのに要する時間 0.8 秒以内におこるのである。

以上の測定に用いた器材は，動静脈血のガス含有量は Van Slyke の検圧装置，Natelson の微量検圧装置，Scholander のガス検圧器である。また，血液ガスの分圧測定には Radiometer 社の電極ガス測定器を用い，血中ヘモグロビンの酸素飽和度測定にはイヤピース型のデンシトメータを用いた。

測定はアメリカバージニア大学の BME 部門，オーストリア国立グラーツ大学生理学研究所において筆者が行ったものである。

# 6 肺のメカニクス

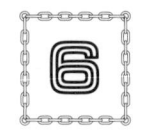

人は絶えず呼吸をしている。この運動で3億の肺胞が伸縮することになる。肺胞の運動は直接肺胞に空気を入れて膨らませるかあるいは，肺胞の回りに吸引器をつけて吸引して膨らませるしか方法はない。

われわれが吸気をするときには横隔膜が収縮し同時に肋間筋もそれに加わって胸腔全体を前後左右に広げる。その結果，胸腔内に強い陰圧が発生する（図5.3参照）。この陰圧が肺胞を広げることになる。その結果，肺胞内圧も陰圧となり，気道の入口である口腔内圧より低くなる。両者の圧力の差によって空気は口から肺に流れ込む。

呼気では逆に横隔膜も肋間筋も弛緩してもとの位置に戻る。これによって，肺胞に働いていた外に広げようとする力が消失し，肺胞自身が持っている弾性によって肺胞内には陽圧が発生する。この肺胞内の圧力によって空気は体外に押し出される。このときのガスの流れについて考えてみよう。

## 6.1 気道抵抗

細い管を口にくわえ，力強く吹けば吹くほど強い抵抗を感じる。それだけ高い圧が口腔内に生じていることを示す。しかし，吹くことをやめてただくわえているだけでは圧は生じない。このような気流が発生するときにのみ抵抗として現れ，気流がないと消失してしまう性質を粘性（viscosity）という。そして粘性によって生ずる抵抗を粘性抵抗（viscous resistance）という。管が長いほうが抵抗が大きい。

肺の場合についていえば，粘性抵抗を変えるのは気管の性質，太さ，長さである。すなわち粘性抵抗 $Z$ は

$$Z = a\frac{128L}{\pi D^4}$$

ただし，$a$：空気の粘性係数，$L$：管の長さ，$D$：管の径

このような粘性を持つ管の中の気流の速さは，この管の一端に加えられる圧力に比例する。高い圧を加えれば当然，空気は速く流れる。この場合，圧（$P$）と気流速度（$\dot{V}$）との関係は

$$P = Z\dot{V}$$

で表され，粘性抵抗 $Z$ によって決まる。

上式から

$$Z = \frac{P}{\dot{V}}$$

となる。このことから一定スピードの気流速度を生み出すのにはどれだけの圧力が必要か，ということを決めるのが粘性抵抗であることがわかる。つまり，粘性抵抗とは1秒間に $1\,l$ の空気を流すのに何 $cmH_2O$ の圧力が必要かということを表す係数である。したがって，単位は $cmH_2O/l/s$ で表される。肺の力学では抵抗の代わりに空気の通りやすさを表す関数，アドミタンス（admittance）を用いることがある。この場合，アドミタンスは $Y$ で表し，気流と圧力と通りやすさの関係は

$$\dot{V} = YP$$

となり，$Y$ は抵抗 $R$ の逆数である。

ヒトの気道は肺内で枝分れして個々の枝は末梢にいくほど細くなっていく。したがって気道抵抗は末梢にいくほど高くなると考えるのは自然である。しかし，気管は末梢にいくほど枝分れをし，その分岐の数はますます多くなる。したがって分岐した気管支の断面積の総和は末梢にいくほど大きくなって同じ気流に対してその抵抗性を減ずることになる。気管の太さが直径2mmのところを境にそれより末梢の気道抵抗が急速に減じ，全気道抵抗の20%以下となる。したがって，この領域はなんらかの病変によって，その気道抵抗が増加しても，全気道抵抗の増加としてはほとんど反映してこない。そのためにこの気管領域は沈黙の区間（silent zone）ともいわれている。この領域の換気力学的な特性を明らかにすることは，肺の機能を知るために大変重要である。

### 6.1.1 ボデープレチスモグラフ法

気道抵抗は肺胞内圧と気流量速とを測定すれば知ることができる。気流量速の測定は呼吸流量計（pneumotachometer）を用いると簡単に測定することができる。しかし，肺胞内圧を直接測定する方法は現在のところまだ開発されていない。ただ，ボデープレチスモグラフ法（body plethysmography）によって間接的な計測が可能となる。plethysmo とは満たすという意味である。プレチスモグラフ法とは体全体を空気で満たした容器で囲み，体積の変化を記録する装置である。

この方法によって肺気量を測定する原理を初めて示したのは Pflueger, E. (1829～1910) である。彼はこの装置を pneumonometer と名付けた。被検者を箱（plethysmograph box）に入れ，気密にして箱についた管を通して外気を呼吸させその際の箱内容積の変化を記録する。このようにすれば換気量や肺活量を口から出入りする空気量を直接に測らなくても測定することができる。しかし，当時正しく計測する技術は非常に未熟であったので胸郭運動に伴う微細な圧力変化や容積変化を測定することができなかった。そのためにこの装置は普及することなく，やがて

人々から忘れ去られてしまった。

〔1〕 **プレチスモグラフ法の原理**

プレチスモグラフ法の測定原理はつぎのようなものである。空気は吸気運動によって，体外から肺に流れ込み膨張する。この膨張分は容積変化として測定してもよいし，あるいは圧力変化として測定してもよい。

呼気では逆に容積が減るかあるいは圧力が減ずる。このことから肺胞内圧を知ることができる。肺胞内圧と容積変化，圧力変化の関係は次式で表される。

$$P_B V = (P_B \pm \Delta P)(V \mp \Delta V) \tag{6.1}$$

式を展開して

$$P_B V = V P_B \pm V \Delta P + \Delta V P_B \mp \Delta V \Delta P$$

$P_B$ は大気圧，$V$ はボックス内容積，$\Delta P$ は肺胞内圧による圧変化であるが，ここで $V$ を $V_L$ と置き換え，$\Delta P$ を $P_A$ とし，さらに $\Delta V \Delta P$ の項は両変数ともに小さな数であるから，その積はさらに小さくなるので除外すると

$$P_A \fallingdotseq \frac{\Delta V}{V_L} P_B \tag{6.2}$$

となる。$P_A$ は瞬間ごとの肺胞内圧，$V_L$ は各人に固有の機能的残気量（FRC）に瞬間ごとの換気量 $\int \dot{V} dt$ を加えたものである。FRC はプレチスモグラフ法で容易に求めることができる。ここで FRC の測定法について説明しておこう。

被検者はプレチスモグラフのボックス内に座って圧力計を口にあてて，気流が起こらないようにしたまま圧力計に対して軽い呼吸を数回行う（**図 6.1**）。このとき，口が塞がれているので，気流が起こらず口腔内の圧力と肺胞内の圧力が等しい。

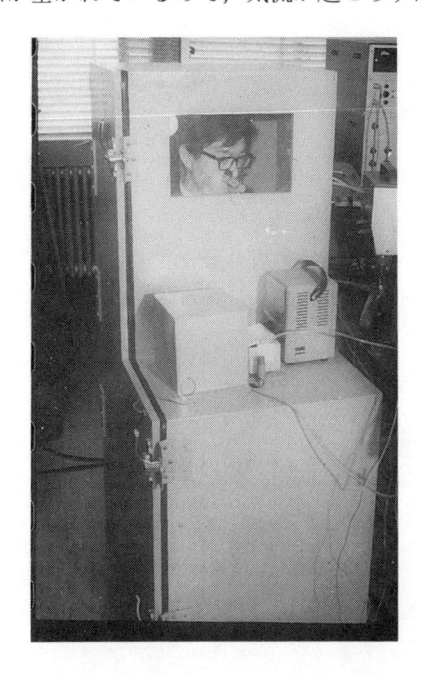

プレチスモグラフ法に用いるボックスは写真のように密閉された空間を与える。被検者はボックス内に坐り，密閉された空間の空気を呼吸する。そのとき被検者は気速計をくわえ気流量を測定する。呼吸に基づく空気容積の変化はボックスに装備された検圧計で測定する。写真は著者自作のもの。

**図 6.1** プレチスモグラフボックス

ヒトが自然に呼吸を始めるときにはFRCの位置から始めるので肺にはFRCの量の空気が入っている。口が塞がれているので肺内の空気が変化せず，ただ肺胞内圧だけが変化することになる。この肺胞内圧の変化に基づいて肺内の空気の体積が増減する。その増減はプレチスモグラフのボックス内の容積変化となって現れる。呼吸を始める前の肺胞内圧 $P_A$ は大気圧 $P_B$ に等しい。呼気の動作によって肺胞内圧は $\Delta P$ だけ上昇し，肺胞気量が $\Delta V$ だけ縮小され，これらの関係は次式によって表される。

$$V_L = \frac{\Delta V}{\Delta P} \quad (P_B + \Delta P)$$

ここで，$\Delta P$ をブラウン管オシロスコープの $Y$ 軸，$\Delta V$ を $X$ 軸に入力すると

$$V_L = \frac{1}{\tan\theta} \quad (P_B + \Delta P)$$

として求めることができる。

このようにプレチスモグラフ法を用いると肺胞内圧，機能的残気量を被検者に苦痛を与えることなく測定することができる。しかし，プレチスモグラフ法にも問題がないわけではない。その第1は呼吸に基づく箱内空気の容積変化量は，ごく微細な量であるので正確な計測器が必要である。その第2は，これが最も本質的な問題であるが，本法による成績は箱内の温度，湿度と被検者のそれとが等しい場合のみ信用できる。これらの問題について以下に考察する。

〔2〕 **スピロメータの開発**

呼吸に基づく箱容積変化のうち，肺胞内圧による容積変化は，数十 m$l$ の範囲にあって，箱内容積が変化しないとすると，その圧変化は 0.01 cmH$_2$O くらいの変化にすぎない。したがって，この微細な圧変化を容積変化に変えるスピロメータは高感度でなければならない。ここでわれわれが開発したスピロメータの概略を説明しておこう。

素材には 0.1 mm 厚のアルミニウム箔を用い，内容積を 200 m$l$ とした。試作したスピロメータは 0.004 cmH$_2$O の微圧に感応する高感度計測器となった。このスピロメータをボックスに接続すると，その動作の特性は，ヘルムホルツ共鳴箱に近似することができる。すなわち断面積 $S$，長さ $L$ の管を体積 $V$ の箱に接続すると，その動特性は

$$2\pi f = c\sqrt{(S/L)V} \quad (f \text{ は周波数，} c \text{ は音速})$$

で決定される。試作したシステムにおいて，スピロメータは図6.2で示される周波数特性を持っている。この特性は呼吸の基本周波数 0.25 Hz の第11高調波まで十分に追従することができることを示している。スピロメータの容積変化は，光トランスデューサを用いて計測する構造となっている。スピロメータの上下運動に伴って回輪軸に取り付けた遮へい板が光を遮ってゆく構造とした（図6.3）。

6.1 気道抵抗　85

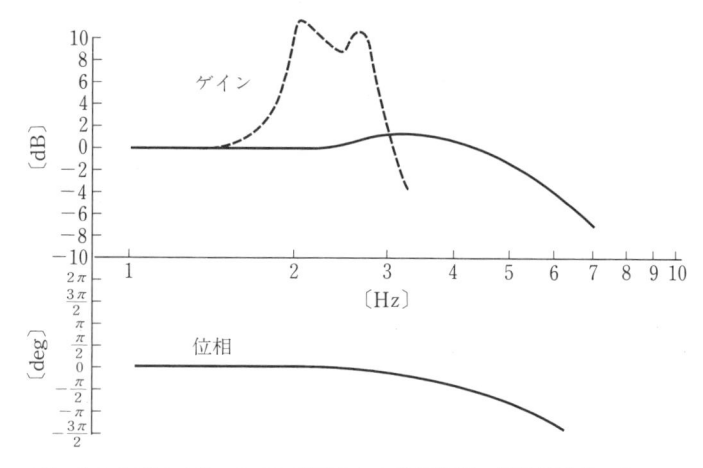

プレチスモグラフボックスに接続された検圧装置の周波数特性である。呼吸の基本周波数 0.25 Hz の第 11 高調波まで追従することを示す。

図 6.2　スピロメータの周波数特性

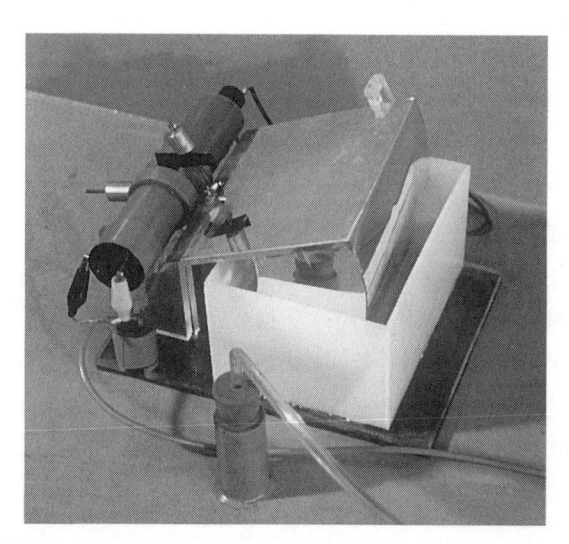

検圧装置としてのスピロメータは 0.2 mm 厚のアルミニウムで作製し，内容積は 200 m$l$ である。1/250 cmH$_2$O の微圧で作動し，呼吸の基本周波数の第 11 高調波まで追従する。容積の変化は光源を遮へい板で遮ることにより測定する。著者自作。

図 6.3　スピロメータ

〔3〕補正回路の導入

普通の室内温度で測定を行うと胸郭の呼吸運動に伴う箱内空気の容積変化は，肺内と箱内との温度差，湿度差によって大きく修飾され，測定結果に誤差を与える。

$$V_L{}^* = V_L + \Delta V_E + \Delta V \tag{6.3}$$

$V_L{}^*$ は温度差，湿度差による誤差を含んだ量，$V_L$ は機能的残気量'(FRC)に瞬間換気量（TV）を加えたもの。$\Delta V_E$ は温度差，湿度差による誤差，$\Delta V$ は肺胞内圧による肺内ガスの瞬間変化量である。ボディプレチスモグラフ法では上式の $\Delta V_E$

を除去しなければならない。箱内を水蒸気で飽和しておくと，吸気では測定時の大気圧下でATPS（体外）の空気はBTPS（体内）の空気に変換され，ボイル・シャルル（Boyle-Charles）の法則に従って容積増加をおこす。そのときの容積変化は次式で与えられる。

$$V_{BTPS} = V_{ATPS} \frac{310}{273+T} \frac{P_B - P_{H_2O}}{P_B - 47} \tag{6.4}$$

ただし，$V_{BTPS}$はBTPSの空気容積，$V_{ATPS}$はATPSの容積，$T$は測定時の箱内温度，$P_{H_2O}$は水蒸気圧，$P_B$は大気圧である。水蒸気圧$P_{H_2O}$は測定時の温度で決定される（表6.1）。

表6.1 温度と飽和水蒸気圧

| 温度°C | mmHg | 温度°C | mmHg | 温度°C | mmHg |
|---|---|---|---|---|---|
| 0 | 4.58 | 40 | 55.32 | 80 | 355.1 |
| 10 | 9.21 | 50 | 92.5 | 90 | 525.8 |
| 20 | 17.54 | 60 | 149.4 | 100 | 760 |
| 30 | 31.82 | 70 | 233.7 | | |

　呼気では箱内に呼出された空気は冷却され，容積減少をおこすはずであるが，実験による観測では，呼出時の温度変化に伴う容積変化は認められなかった。したがって呼気では水蒸気圧の影響のみを考慮した。これは呼気時に呼出された空気が保有熱量を失って収縮すると箱内にあった空気はその熱量を受け取って膨張し，たがいに温度による容積変化を打ち消してしまうことに基づいていると考えられる。また吸気，呼気，いずれの場合においても温度または湿度による空気の容積変化には一定の時間遅れがある。この時間遅れを1次遅れの系で近似して時間遅れを補正した。この時間遅れは正常人では0.015～0.02秒の範囲にあることがわかった。したがって，常温環境下で気道抵抗を測定する場合，温度差，湿度差と時間遅れを考慮した肺内ガスの容積変化は後述の計算式で与えられる。

　補正回路の導出は，ラプラス変換（Laplace transform）を用いた。ここにごく簡単にその概要を説明しておこう。

　ラプラス変換は線形の定数係数の微分方程式を要領よく解くための道具として発展してきたものである。ラプラス変換を用いることによって微分方程式を代数方程式で記述することができるようになった。そのためにラプラス変換は物理学や工学のあらゆる分野で用いられている。

　あるシステムの応答からその系の特性を解析するには，システムの動作を表す数学モデルが必要である。その数学モデルは微分方程式で記述されることが多い。微分方程式の解を通常の微積分の手法を用いて得ようとすると，複雑な技法が要求される。場合によっては，解がすっきりとした形（analytical solution）で求めることができず，コンピュータを駆使して近似法（numerical solution）で求めなければならないこともある。ラプラス変換を用いると微分方程式が代数方程式に変換さ

れるので，容易に計算ができる。

　微分方程式と演算子を用いて代数的に解く試みは19世紀の終わりごろへビサイド（Heaviside, O.）によって直観的に導入されたが，厳密な数学的証明がなされていなかったので，あまり広く普及しなかった。その後ラプラス（Laplace, P. S.）によって開発された変換を導入することにより数学者たちの評価に耐える体系として確立するに至った。ラプラス変換とは時間 $t$ の関数 $f(t)$ をつぎの変換

$$F(s) = L\{f(t)\} \int_0^\infty f(t) e^{-st} dt$$

によって複素関数 $F(t)$ に変換することである。時間 $t$ の関数 $f(t)$ を表関数または $t$ 関数といい，演算子 $s$ の関数を裏関数または $s$ 関数と呼んでいる。$f(t)$ から $F(s)$ を求めることをラプラス変換という。そしてラプラス変換された結果そのものもラプラス変換と呼ぶ。

　ラプラス変換の公式は表関数に $e^{-st}$ を掛けて，それを0から無限大まで積分することを意味している。この操作により，与式から時間 $t$ が消え，$s$ だけの裏関数ができる。0から無限大まで積分するということは，$f(t)$ の曲線と，時間軸に囲まれた面積を無限大にまで積算することで，一般には無限大の値をもつ。そこで，$t$ が増大すると急速に0に近づく $e^{-st}$ を掛けて無限大になるはずの値を一定の値に収束させるというのがラプラス変換の内容である。$t$ について0から無限大まで積分するので，それによって得られる値は時間に無関係に決まる値である。ラプラス変換をすると時間 $t$ が消える由縁である。なお，ラプラス演算子 $s$ は実数（正・負）の場合も，虚数の場合もあり，また複素数の場合もある。

　任意のラプラス変換は積分公式を使えば計算できる。しかし，この計算は一般には簡単ではない。先人が計算してくれた結果をラプラス変換の公式として利用するほうが得策である。代表的な例を公式集としてあげておいた（**表6.2**）。

　逆ラプラス変換（inverse Laplace transform）はラプラス変換をして求めた $s$ 領域（$s$ domain）の裏関数 $F(s)$ を時間領域（time domain）の関数に変換する操作である。

　積分方程式の一般的な解法はまず一般解を求め，つぎに解に含まれている積分定数を初期条件によって求めるという過程をとる。ラプラス変換による解法は，微分方程式をラプラス変換表を用いて $s^*$ 関数に変換する。$s^*$ 関数は分数として記述されることが多く，それを代数演算によって処理し，その結果を逆ラプラス変換すれば，最初に求めようとした時間関数が得られる。

　伝達関数とはすべての初期値を0にしたときの出力信号 $y(t)$ と入力信号 $x(t)$ とのラプラス変換の比である。

$$X(s) = L[x(t)], \quad Y(s) = L[y(t)]$$

としたとき伝達関数 $G(s) = L[g(t)]$ は

## 6. 肺のメカニクス

**表6.2** ラプラス変換表

| 番号 | $f(t)$ ($t$ 関数) | $F(s)$ ($s$ 関数) |
|---|---|---|
| 1 | $e^{-at}$ | $\dfrac{1}{s+a}$ |
| 2 | $U(t)$ | $\dfrac{1}{s}$ |
| 3 | $K$ | $\dfrac{K}{s}$ |
| 4 | $Kt$ | $\dfrac{K}{s^2}$ |
| 5 | $A\sin\omega t$ | $\dfrac{A\omega}{s^2+\omega^2}$ |
| 6 | $A\cos\omega t$ | $\dfrac{As}{s^2+\omega^2}$ |
| 7 | $\dfrac{df(t)}{dt}$ | $sF(s)-f(0)$ |
| 8 | $\dfrac{d^2f(t)}{dt^2}$ | $s^2F(s)-sf(0)-f'(0)$ |
| 9 | $\dfrac{d^nf(t)}{dt^n}$ | $s^nF(s)-s^{n-1}f(0)-s^{n-2}f'(0)-\cdots\cdots-sf^{(n-2)}(0)-f^{(n-1)}(0)$ |
| 10 | $\int_{-\infty}^{t}f(t)\,dt$ | $\dfrac{1}{s}\left[\int_{-\infty}^{t}f(t)\,dt\right]_{t=0}+\dfrac{1}{s}F(s)$ |

$$G(s)=\frac{Y(s)}{X(s)}$$

と書くことができる．ここで概念を理解するために，簡単な1階微分方程式を考えてみよう．

$$\frac{dy}{dt}=ay(t)+bx(t)$$

である．係数 $a$，$b$ は時間的に変化しないものとする．この微分方程式をまず古典的な解法で求めてみよう．解を二つに分けて

$$y(t)=y_\tau(t)+y_s(t)$$

とする．第1項は初期値 $y_0$ に依存する過渡解 $y_\tau(t)$ で，第2項は入力 $x(t)$ による定常解 $y_s(t)$ で順次求めることにする．

まず

$$\frac{dy}{dt}=ay(t)+bx(t)$$

で入力 $x(t)=0$ とおいた同次方程式 $dy/dt=ay$ において両辺に変数を分離すると

$$\frac{dy}{y}=a\,dt$$

になる．$t=0$ のときの $y$ の値は $y_0$（初期値）を積分すると

$$\log_e\!\left(\frac{y}{y_0}\right)=at$$

となり，ここに左辺は $e$ を底とする自然対数であるから，過渡解 $y_\tau(t)$ は，

$$y_\tau(t) = y_0 e^{at}$$

となる。つぎに，$y_s(t)$ を求めるためにつぎの形を試みる。

$$y_s(t) = p(t) e^{at}$$

ここに，$p(t)$ は未知の時間関数で，初期値 $y_0$ に関してはさきの同次方程式で考えたので，$p(t)$ の初期値 $p(0) = 0$ としてさしつかえない。$p(t)$ を求めるために，

$$y_s(t) = p(t) e^{at}$$

の $y_s(t)$ を時間で微分すると

$$\frac{dy_s}{dt} = ae^{at}p + e^{at}\frac{dp}{dt}$$

となり，これを

$$\frac{dy}{dt} = ay(t) + bx(t)$$

に代入すると

$$ae^{at}p + e^{at}\frac{dp}{dt} = ae^{at}p + bx$$

となるので，両辺の第1項が消し合って

$$\frac{dp}{dt} = e^{-at} bx(t)$$

となる。未知関数 $p(t)$ は積分することにより

$$p(t) = \int_0^t e^{-a\tau} bx(\tau) d\tau$$

の形で得られる。

ここで積分変数 $t$ を勝手に $\tau$ と変えてしまったのは，定積分の上限 $t$ と混合しないためである。このように $\tau$ は積分を行うと消えてしまうので $\theta$ でも $\sigma$ でもよい。こういうのをダミー変数（dummy variable）と呼んでいる。したがって，定常解 $y_s(t)$ はつぎのような形で求めることができる。

$$y_s(t) = \int_0^t e^{a(t-\tau)} bx(\tau) d\tau$$

システム方程式より

$$\frac{dy}{dt} = ay(t) + bx(t)$$

の解は $y(t) = y_\tau(t) + y_s(t)$ より

$$y(t) = y_0 e^{at} + \int_0^t e^{a(t-\tau)} bx(\tau) d\tau$$

となり，右辺の第1項は初期値 $y_0$ を与えたときの自由応答（free response），第2項は入力 $x(t)$ に対する強制応答（forced response）と呼んでいる。また，システム方程式

$$\frac{dy}{dt} = ay(t) + bx(t)$$

をラプラス変換すると，

$$sY(s) = aY(s) + bX(s)$$

となり，伝達関数 $G(s)$ は

$$G(s) = \frac{Y(s)}{X(s)}$$

より

$$G(s) = \frac{b}{s-a}$$

となる。伝達関数のラプラス逆変換を，

$$L^{-1}[G(s)] = L^{-1}\left[\frac{b}{s-a}\right] = be^{at} = g(t)$$

とおくと

$$y(t) = y_0 e^{at} + \int_0^t e^{a(t-\tau)} bx(\tau)\,d\tau$$

はつぎのような形になる。

$$y(t) = y_0 b^{-1} g(t) + \int_0^t g(t-\tau)x(\tau)\,d\tau \quad (t\,領域)$$

この形の積分を畳込み積分 (convolution integral) という。

これをラプラス変換した $s$ 領域で述べると

$$L[y(t)] = Y(s), \quad L[g(t)] = G(s), \quad L[x(t)] = X(s)$$

であるから

$$Y(s) = y_0 b^{-1} G(s) + G(s)X(s) \quad (s\,領域)$$

となり，伝達関数の定義より，初期値 $y_0 = 0$ として入出力のラプラス変換の比をとると

$$\frac{Y(s)}{X(s)} = G(s) = L[g(t)] = L[be^{at}] = \frac{b}{s-a}$$

となる。入力信号 $x(t)$ はシステムの状況を変える原因である強制力を表し，強制関数 (exciting function, forcing function) ともいう。出力信号 $y(t)$ はこの強制関数 $x(t)$ に対し，そのシステムが示す応答 (response) を表している。

最後に畳込み積分の具体的な意味について説明を行うことにする。

任意の入力信号 $x(t)$ に対する出力信号 $y(t)$ とインパルス応答 $g(t)$ の関係は

$$y(t) = y_0 b^{-1} g(t) + \int_0^t g(t-\tau)x(\tau)\,d\tau \quad (t\,領域)$$

で示されている。そこでこの式がなぜ畳込み積分と呼ばれるのかはつぎの理由による。いま入力信号 $x(t)$ を $\varDelta\tau$ の時間帯で切断してしまって短冊形にする。関数 $x(t)$ は

$$x(t) = \sum_{\tau=0}^{t} x(\tau)\delta(t-\tau)\varDelta\tau$$

のようにインパルスの列として近似的に書くことができる。線形系の特徴として，入力が $x_1$ のときの出力を $y_1$，入力 $x_2$ のときの出力を $y_2$ とするとき，入力が $x_1 + x_2$ の和の形であれば，その出力は $y_1 + y_2$ の形になるという重ね合わせの理が成り

立つ。したがってδ(t)に対するインパルス応答を$g(t)$とすると，出力$y(t)$は

$$y(t) = \lim_{\Delta\tau \to 0} \sum_{\tau=0}^{t} x(\tau)g(t-\tau)\Delta\tau$$
$$= \int_0^t x(\tau)g(t-\tau)d\tau$$

となる。

したがって，入力信号$x(\tau)$にどのような$g(t-\tau)$を掛けたら出力信号$y(t)$になるかという意味をもつことになる。すなわち，$x(\tau)d\tau$を過去の一時点におけるインパルス入力と考えれば，それに対するインパルス応答は1次系では図6.4の破線で示すように減衰しながら現時点$t$へ尾を引くことになる。

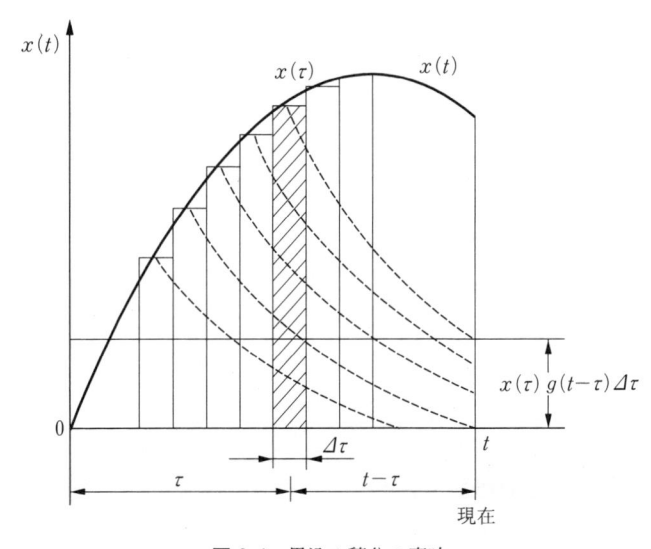

図6.4 畳込み積分の意味

このような過去の記憶のすべての合計（重ね合わせ）をする操作が畳込み積分である。

〔4〕 補正計算回路

胸郭の呼吸運動に伴う空気の容積変化は，ボックス内と体内の温度・湿度の差により，大きく修飾され，測定結果に誤差を与える。したがって，ボックス容積の変化を正しく求めるためには，これらの影響を除去しなければならない。

空気の容積変化には一定の時間遅れがある。この時間遅れは1次遅れのシステムに近似することができる。この系の時間遅れは次式のように指数関数で与えられる。

$$1 - e^{\frac{t}{\tau}}$$

この系における伝達関数は，系の初期を0としたときの出力のラプラス変換に対する入力のラプラス変換の比である。伝達関数$G(s)$は次式で表される。

$$G(s) = \frac{F_2(s)}{F_1(s)}$$

ただし，$F_1(s)$ は入力のラプラス変換，$F_2(s)$ は出力のラプラス変換である。出力のラプラス変換は前述のように，$F_2(s)$ の逆ラプラス変換で求めることができる。

$$f_2(t) = L^{-1}[F_2(s)] = L^{-1}[G(s) \cdot F_1(s)]$$

ラプラス変換の積の逆変換は畳込み積分で表すことができる。

$$L^{-1}[G(s) \cdot F_1(s)] = \int_0^t g(t-\tau) f_1(\tau) d\tau$$

ここで $g(\tau)$ は

$$G(s) = \frac{1}{1+sT} = g(t-\tau) = \frac{1}{T} e^{-\frac{t-\tau}{T}}$$

であり，$f_1(\tau)$ は $V_I(\tau)$ だから

$$f_2(t) = \frac{1}{T} \int_0^t e^{-\frac{t-\tau}{T}} V_I d\tau$$

となる。したがって時間遅れを考慮した容積変化は次式で表される。

吸気相

$$\Delta V_c = \Delta V_a + \Delta V$$
$$= \Delta V_a + \frac{1}{T}(1-\alpha) \int_0^t e^{-\frac{t-\tau}{T}} V_I d\tau \tag{6.5}$$

呼気相

$$\Delta V_c = \Delta V_a + \Delta V$$
$$= \Delta V_a + \frac{1}{T}(1-\beta) \int_0^t e^{-\frac{t-\tau}{T}} V_E d\tau \tag{6.6}$$

ただし

$$V_I(\tau) = \int_{\text{insp}} \dot{V}(t) dt \quad (\text{insp とは吸気を表す})$$

$$V_E(\tau) = \int_{\text{exp}} \dot{V}(t) dt \quad (\text{exp は呼気を表す})$$

$$\alpha = \frac{310}{273+t} \beta$$

$$\beta = \frac{P_B - P_{H_2O}}{P_B - 47}$$

なお，$\Delta V_c$ は補正した容積変化（corrected volume），$\Delta V_a$ は補正を行わない場合の容積変化（actual volume）。

実際の計算はコンピュータに組み込んだ補正計算回路で行われ，結果はデータレコーダ，またはブラウン管オシロスコープに記録される。

**図 6.5** は補正計算回路のブロックダイアグラムである。気流量速は呼吸流量計により電気信号に変換され，端子12に入る。積分器04と計数器45は1次遅れを構成する回路である。積分器05と積分器09は1回換気量を求め，それに補正係数を乗じ補正率を計算する回路である。吸気のときは計数器 $P_1$ と $P_2$ とが補正係数となり，呼気時には $P_1$ のみが補正係数となる。加算器06は補正量を，$\Delta V_a$ に加算し，補正容積変化 $\Delta V_c$ を作る。$\Delta V_c$ は端子13から取り出す。

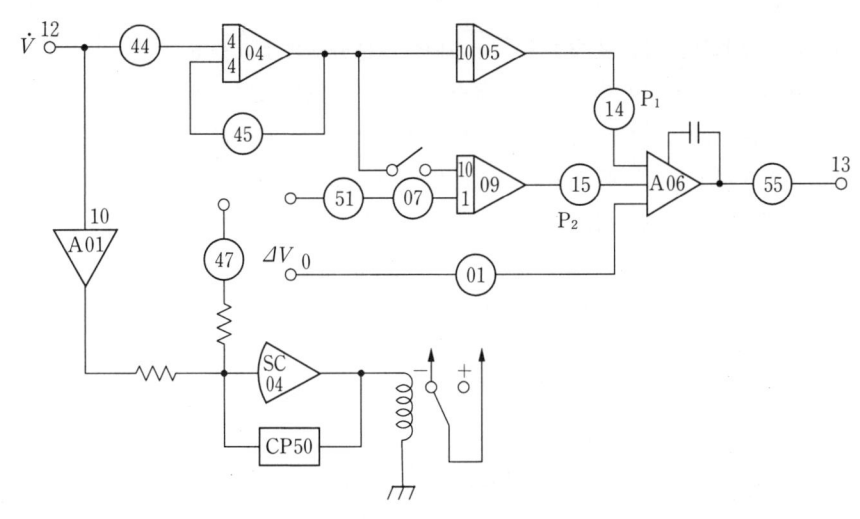

室温と体温の差によって生じる容積の差を補正するためのブロックダイヤグラムである。吸気，呼気についてそれぞれ補正され，その際の時間遅れも考慮してある。

**図 6.5　補正回路図**

　式(6.5)と(6.6)で計算された各温度の補正率は**図 6.6** で示される。横軸は箱内の温度を表し，縦軸は ATPS 状態からの BTPS 状態に変換されるときの増加分を，肺容積に対する百分率として表している。合計が吸気時の補正率を，$P_{H_2O}$ が呼気時の補正率を表す。

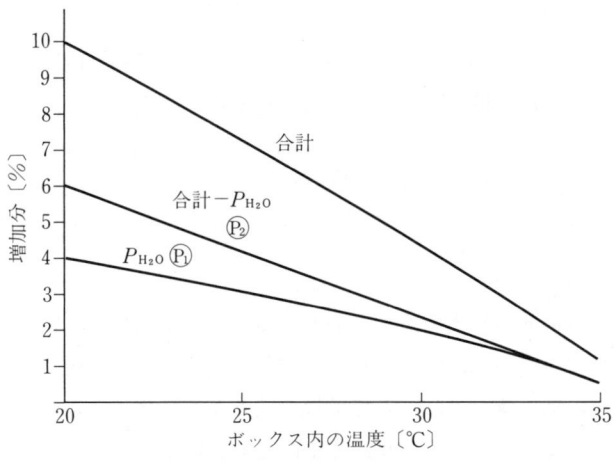

**図 6.6　温度ごとの補正率**

　$P_{H_2O}$ は温度の関数であるから，測定時の温度でこの係数は決まる。したがって，測定時の箱内温度の正確で迅速な情報が必要となり，この目的のために正特性サーミスタが使われている。

### 6.1.2 計　　　測

気流速は呼吸流量計により電気信号に変換する。その信号は積分器により一度，換気量に変換される。吸気には温度差と湿度差の影響を補正し，呼気には湿度差が補正される。被検者は呼吸流量計に取り付けられたマウスピースをくわえ，ボックス内の空気を自然な状態で呼吸する。呼吸流量計からの信号の一部はそのまま気流速曲線として記録し，一部は補正計算回路に入ってスピロメータ容積-出力曲線（$\Delta V$ 曲線）の補正に利用される。これらの結果は4素子の記録計（レクチグラフ）またはブラウン管オシロスコープに記録される（図6.7）。

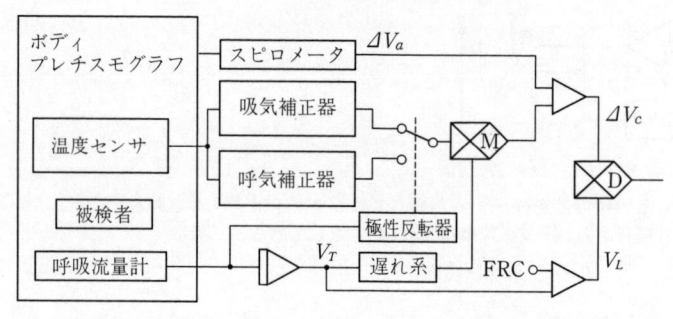

$\Delta V_a$：補正を行わない容積変化，FRC：機能的残気量，$V_L$：肺容量，$V_T$：1回換気量，$\Delta V_c$：補正後の真の変化，D：微分器，M：掛け算器

気速計からの信号，呼気，吸気の温度差による誤差の補正を行った信号が同時に記録され，それらはオンライン，オフラインのいずれによってもすみやかに処理することができる。

**図6.7** 補正回路を導入したボディプレチスモグラフ法のブロックダイアグラム

以上の操作はブロックダイヤグラムにまとめて示してある。この装置で肺胞内圧の連続測定が可能になる。さらに気流速度の情報があれば気道抵抗を算出することができる。

肺胞内圧（$P_A$）と気流量速（$\dot{V}$）との関係は

$$P_A = Z\dot{V}$$

で与えられ，$Z$ は気管の粘性抵抗である。

気流量速は呼吸流量計を用いれば簡単に求めることができる。気流量速計は，いろいろな形式があるが，いずれも気体の流路にセンサを装置して気体の速さを測定するものである。流路に網などの抵抗体を入れ，その前後の圧力差を計測することによって求める形式がよく使われている。そのほか，流量内に軽い風車を入れ，その回転数で気流量速を測定するものなどがある。いずれも気軽に操作できるので優劣をつけがたい。しかし，気流量速の値は必ず電気信号に変換されるものでなければならない。というのは，この値 $\dot{V}$ を積分器に入力すると

$$V = \int \dot{V} DT$$

の関係から気流量速は即座に気体容積に変換することができるからである。

以上で，肺胞内圧，気流量速を任意の条件で測定する準備が整ったわけである（**図 6.8**）。そこでこのボディプレチスモグラフの全システムが期待通りの性能を示すかどうか確かめてみることにしよう。

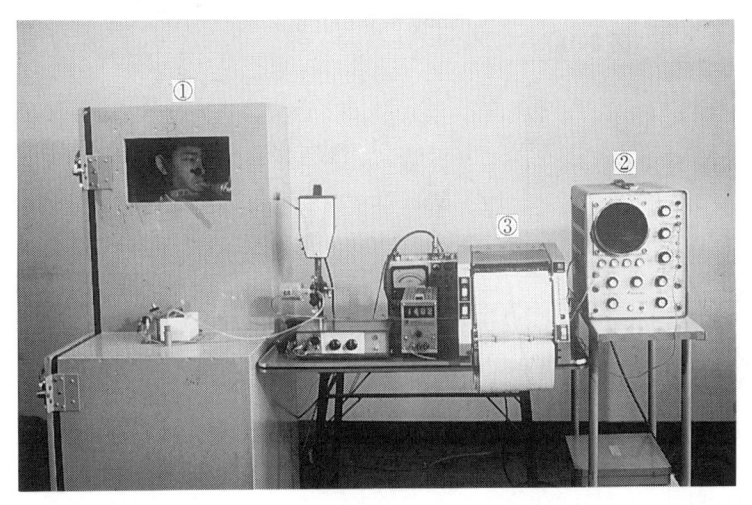

①プレチスモボックス，②ブラウン管オシロスコープ，③ペン式レクチグラフからなる全装置。計測成績はブラウン管を通じて動画としても静止曲線としても記録できる。ペン式レコーダはおもに曲線のリサジュー図作成に用いる。装置は著者自作。

**図 6.8** プレチスモグラフ法の全システム

### 6.1.3 成　　　績

体内と体外の温度と湿度に差がない場合には，肺胞内圧と気流量速との間には位相差がないはずである。それをまず確かめてみよう。そのために観測条件をつぎのように設定する。

室内の温度を 37～38°C に保つようにして，湿度を 100% に維持する。このような条件下で行った実験成績が**図 6.9** に示してある。上の曲線は気流量速 $\dot{V}$ で，下

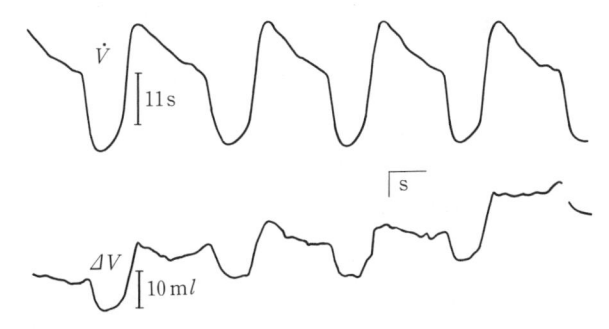

上の曲線 $\dot{V}$ は気流速。下の曲線は $\varDelta V$ ボックス内容積変化である。この成績は室内の温度 38°C，湿度 100 % にして測定したもので，体内外の温度差がないために両曲線には位相差がない。

**図 6.9** 気流速とボックス内容積変化

の曲線は肺胞内圧の変化に基づくボックス内容積の変化量 $\Delta V$ である。

両曲線の間には位相差がないように見える。そのことを詳しく観察するために，肺胞内圧に相当する容積変化 ($\Delta V = P_A$) を $x$ 軸に，気流量速 $\dot{V}$ を $y$ 軸に入力して両者のリサジュー図（Lissajous's figure）を描くと両曲線の振幅比と位相差とを一つの軌跡でみることができる（**図 6.10**）。

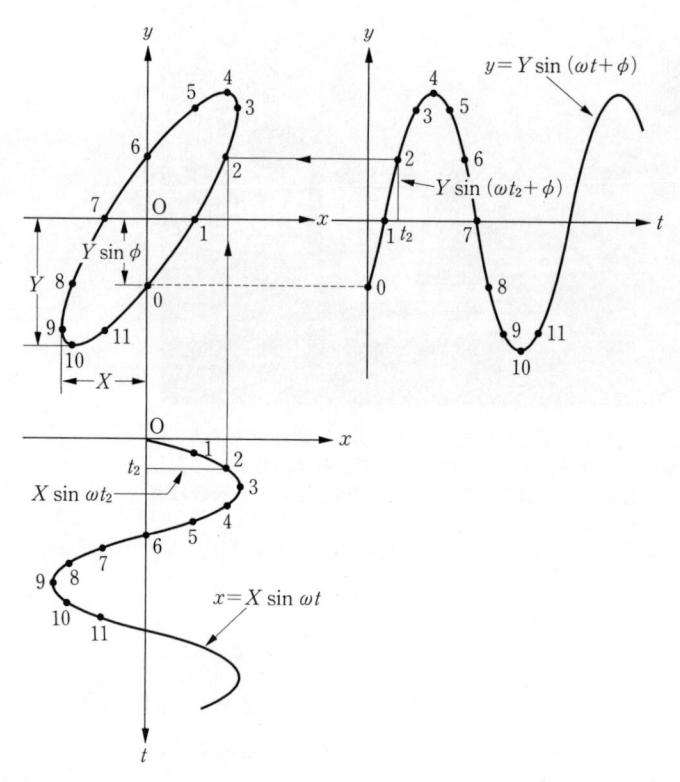

直交座標の $x$，$y$ 軸に入・出力信号を加え，その合成図形から振幅比と位相差を求める方法をリサジュー図法という。本法によって振幅比と位相差が一目でわかる。

**図 6.10** リサジュー図法

このようにしてリサジュー図を描くと**図 6.11** のようになる。振幅比から気道抵抗は吸気において 1.3，呼気では 1.6 cmH$_2$O/$l$/s で両曲線には位相差は認められない。

つぎに，同一人を対象にして常温で同じ操作を行った。室温は 27°C で温度差による誤差の補正を行わない場合には，肺胞内圧曲線と気流量速曲線との間には著しい位相差が生じ，そのリサジュー図は**図 6.12** のように輪状の軌跡を描く。この記録に用いた $\Delta V$ 曲線の信号を補正回路に流すと $\Delta V$ 曲線と $\dot{V}$ 曲線の間の位相差は消失する（**図 6.13**）。この成績から補正が適切に行われていることがわかる。

このように補正を行うとどのような室温環境においても，正しい気流速-肺胞内圧曲線を得ることができる。この曲線のリサジュー図表現は，被検者の気道抵抗を

6.1 気道抵抗

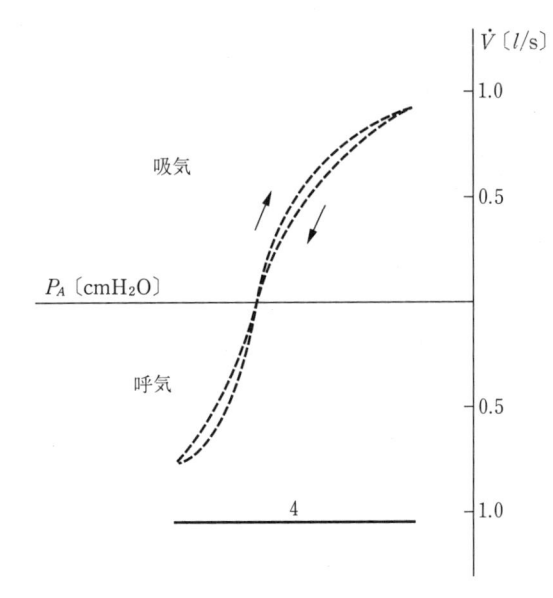

図6.10の曲線をリサジュー表示すると本図のようになる。気道抵抗は曲線の振幅で表され，$\dot{V}$ 曲線と $P_A$ 曲線はほとんど重なって位相差のないことがわかる。

**図6.11** $\dot{V}$-$P_A$ のリサジュー表示

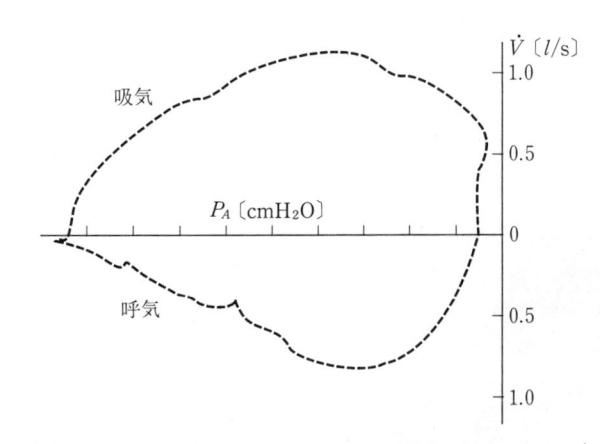

室温を27℃，湿度70%の条件で，誤差の補正を行わないと $\dot{V}$-$P_A$ 曲線には著しい位相差が現れ，軌跡は輪を描くようになる。

**図6.12** 補正を行わない場合の $\dot{V}$-$P_A$ 曲線

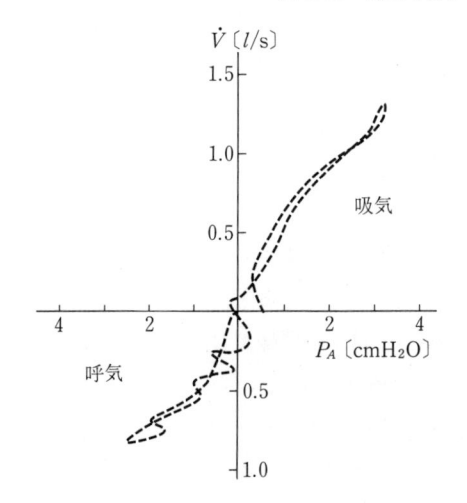

図6.10のリサジュー図は，本成績の被検者の曲線である。補正を行っていないために輪状をしていたが，そのデータに補正を施すと本図のようなリサジュー図形が得られる。この図は図6.9の被検者と同一人によるもので，補正が適切に行われていることを示している。

**図6.13** 補正後の $\dot{V}$-$P_A$ 曲線

表している。また振幅比と位相差が一目でわかる。

室温と体内とに温度差があると図6.12で見られたように，正常人の場合でも位相差が現れ，気道抵抗の測定は不可能となる。一般に温度差の影響を消去するために，被検者に小刻みの呼吸をしてもらい（panting），気道内の定常的温度の空気で測定を行っている。

しかし，この方法では肺気腫のような疾患を持った人にはかなりの苦痛を与えることになる。またこの操作は安定した値を得るまでにかなりの訓練が必要である。測定環境の温度差をなくすために，被検者を温水に漬けたり，あるいはプレチスモグラフ内をドラムかんで包み，高温多湿の条件を準備しなければならなかった。図6.14 はそのような配慮に対する提案の例であるが，非常に複雑な装置を必要とした。著者の方法によれば普通の服装で測定することができる。このように常温環境下で測定した成績を図6.15に示そう。

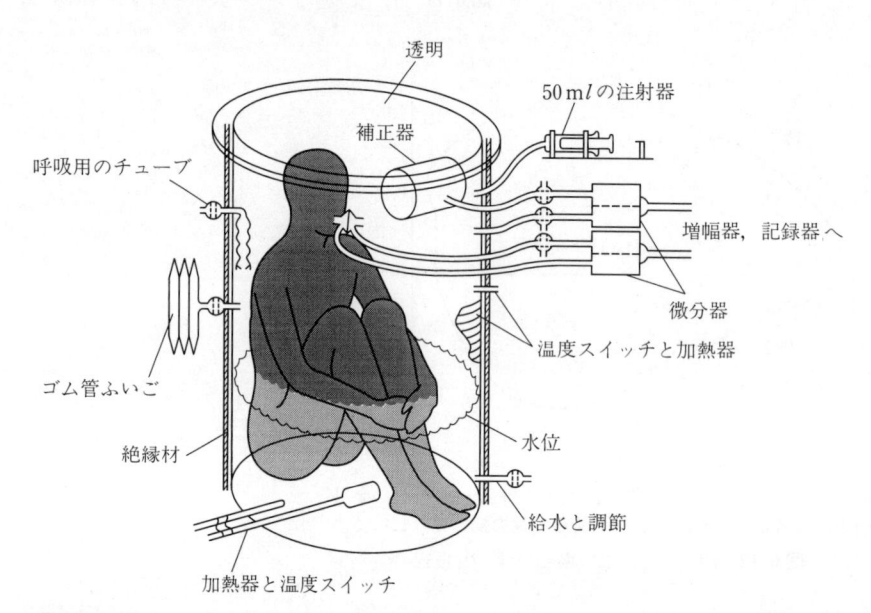

被検者をプレチスモグラフボックス内で温水中において計測するとボックス内の温度と湿度を体の内側と同一にすることができる。本法による計測は正しい成績を与えるが，被検者に苦痛を与え，長時間の計測に耐えがたい。〔文献2）より〕

**図 6.14　体内外の温度差を消去するための工夫**

$\Delta V_a$ は補正を行わない場合の $\Delta V$ 曲線，つぎの曲線は気流量速曲線 $\dot{V}$ である。3番目の曲線は補正を行った $\Delta V_c$ 曲線でこれが肺胞内圧を正しく表していると考えられる曲線である。一番下の曲線は1回換気量曲線 $V_t$ である。$\Delta V_A$ の振幅に比べて $\Delta V_c$ の振幅が著しく小さくなり，$\dot{V}$ 曲線との間の位相差が消失している。

このように補正回路を導入すると温度差，湿度差による容積変化の誤差が除去され同時に位相差も消失している。補正回路が適切に作動していることがわかったの

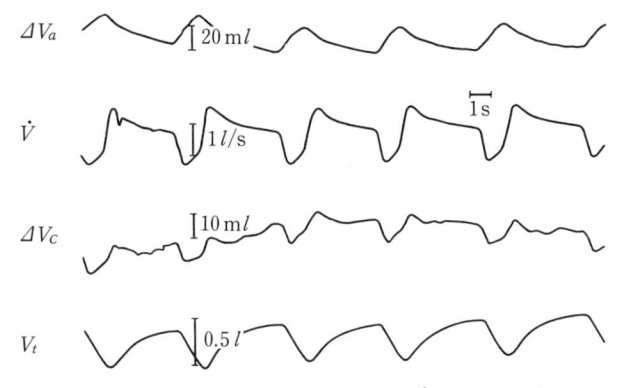

曲線は上から $\varDelta V_a$ (actual $\varDelta V$)。気流量速 $\dot{V}$、その下は補正後の $\varDelta \dot{V}_c$ (corrected $\varDelta V$) 一番下は1回換気量 $V_t$ である。$\varDelta V_a$ の振幅に比べて $\varDelta V_c$ の振幅が著しく小さくなり、$\dot{V}$ 曲線との間の位相差が消失している。

**図 6.15** 補正回路を用いた場合の成績

で、健康な成人男子8名を対象として気道抵抗の測定を行ってみた。気道抵抗の平均値は吸気で $1.5(\pm 0.56)\,\mathrm{cmH_2O}/l/s$、呼気では $1.6(\pm 0.63)\,\mathrm{cmH_2O}/l/s$ であった。この新しく開発したシステムによって気道抵抗を常温環境下において、容易に測定することができる。

### 6.1.4 異常気道抵抗軌跡

つぎに肺疾患を持っている人を対象に検査を行ってみると、軌跡はいずれも輪を描いて位相差がある。

位相差をつくる原因は何であろうか。考えなければならないのは疾患との関連性である。この人たちの病名はいずれも肺気腫 (pulmonary emphyseme) である。診断の根拠となっているのは、機能的残気量 (FRC) の増加である。健康人では

**表 6.3** 被検者の検査成績

| No | 名前 | 性別 | 年齢 | 身長〔cm〕 | 疾患肺気腫 | 肺活量 $V_c$〔$l$〕 | 呼気1秒率 $FEV_1$〔%〕 | 機能的残気量 $FRC$〔$l$〕 | 1回換気量 $V_T$〔$l$〕 | 呼吸数〔/min〕 | 吸気抵抗 | 呼気抵抗 |
|---|---|---|---|---|---|---|---|---|---|---|---|---|
| 1 | T. N. | 男 | 23 | 172 | 正常 | 5.2 | 88 | 2.6 | 0.75 | 16 | 1.4 | 1.6 |
| 2 | K. Y. | 〃 | 23 | 162 | 〃 | 3.2 | 86 | 1.6 | 0.56 | 15 | 1.6 | 1.5 |
| 3 | S. N. | 〃 | 26 | 158 | 〃 | 3.0 | 87 | 1.5 | 0.43 | 17 | 1.4 | 1.9 |
| 4 | Y. M. | 〃 | 26 | 175 | 〃 | 4.8 | 85 | 2.4 | 0.52 | 16 | 1.3 | 1.6 |
| 5 | T. A. | 〃 | 22 | 168 | 〃 | 4.7 | 89 | 2.3 | 0.48 | 18 | 1.4 | 1.6 |
| 6 | K. O. | 〃 | 30 | 170 | 〃 | 4.2 | 87 | 2.1 | 0.52 | 16 | 1.8 | 1.9 |
| 7 | H. S. | 〃 | 38 | 160 | 〃 | 3.1 | 89 | 1.6 | 0.58 | 15 | 1.8 | 1.6 |
| 8 | T. H. | 〃 | 43 | 172 | 〃 | 4.8 | 86 | 2.4 | 0.72 | 16 | 1.4 | 2.1 |
| 9 | T. H. | 女 | 62 | 152 | 肺気腫 | 3.6 | 52 | 2.9 | 0.59 | 15 | 4.3 | 5.4 |
| 10 | T. Y. | 男 | 41 | 167 | 〃 | 3.2 | 41 | 3.8 | 0.42 | 17 | 4.2 | 5.1 |
| 11 | K. Y. | 女 | 48 | 158 | 〃 | 3.2 | 62 | 3.8 | 0.54 | 16 | 3.1 | 3.5 |
| 12 | H. Y. | 男 | 61 | 169 | 〃 | 2.3 | 40 | 5.1 | 0.62 | 15 | 7.5 | 9.9 |

## 6. 肺のメカニクス

**図6.16** 肺気腫患者の成績

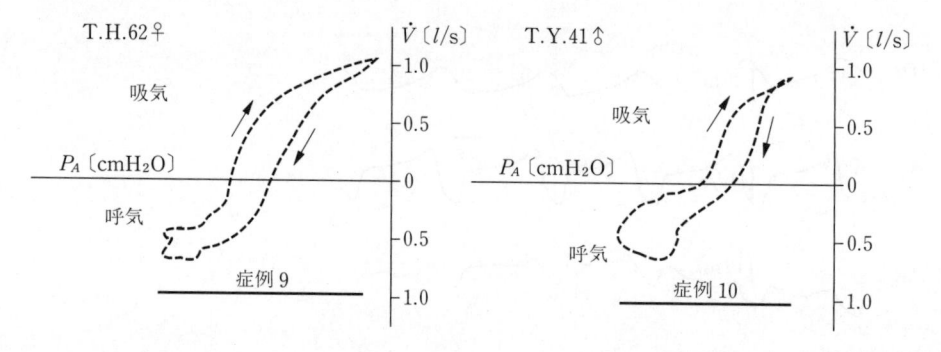

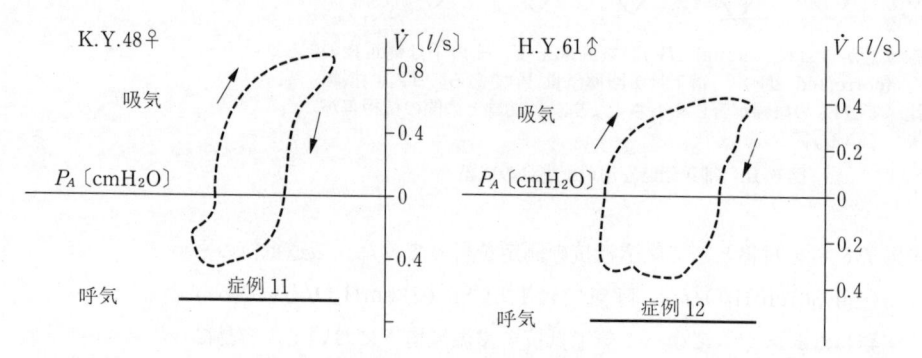

表6.3の症例 No.9, 10, 11, 12 の成績で，いずれも肺気腫患者の $\dot{V}$-$P_A$ 曲線である．両者の間に大きな位相差が存在する．この成績は補正を行った後のものである．したがって位相差は疾患によるものと考えられる．

FRC はおよそ 2400 ml であるがこの人たちの FRC は**表6.3**に示すように 3～5 l と増加している．**図6.16** に症例 No.9～12 の肺気腫患者の成績を示す．

### 〔1〕 FRC の増加

ヒトが安静時に呼吸をしているときには呼気終末位（end-expiration）から空気を吸い始め，そして再び空気を吐き出して終わる．これが 1 回換気量（TV）である．このときには肺内にはまだ空気が残っている．肺気量の分画の項で説明したようにヒトの肺には残気量（RV）予備呼気量（ERV）とがつねに肺を満たしている．残気量と予備呼気量を合わせた量が機能的残気量（FRC）である．

ヒトは呼吸を始める位置を意識して決めているわけではない．呼吸を始める基準点を呼気終末位とすると，この位置はヒトそれぞれに自然に決まっているものなのである．それを決めるのは FRC の大きさである．

つぎに FRC の増加の起こす機序について考えてみよう．肺という臓器を最も単純な形に還元すると気管という管に肺胞というバルーンがついた形で表すことができる．このとき，系に空気を満たすと気道も肺胞もともに空気によって押し広げられる．実際の気管-肺胞系で気流を生じさせる駆動圧は胸膜腔に形成される陰圧の胸膜腔圧である．だから陰圧によって空気が肺胞に流れ込み，肺胞が広げられる．もし肺胞が広がりやすいとすれば，空気は多く肺胞内にたまる．肺胞の広がりやす

さは，ある圧力で空気を詰めたとき，その空気量の大きさによって表現することができる．すなわち

$$\frac{\varDelta V}{\varDelta P} = c$$

ここで $\varDelta P$ は系に加えられた圧力，$\varDelta V$ は広げられた量である．この $c$ をコンプライアンス（compliance）という．

この式からわかるように，同じ圧力で広げた場合，容積の増加分が大きいほどコンプライアンスの値が大きくなる．コンプライアンスが大きいということは，伸びやすい，あるいは，柔らかいという表現と同じことである．話を気管-肺胞系に戻すと，コンプライアンスが大きいほど陰圧によって気道も肺胞も容易に広げられる．その結果，空気が肺胞にたまる．

ところが呼気運動によって胸腔内圧が陽圧になると気管は押しつぶされ，肺胞内の空気が流出しにくくなる．その結果肺胞内の空気量，すなわち，FRC の増加がおこる．このような状態になった肺を肺気腫という．病理学的に表現すると組織の弾性線維が伸び切ってしまった状態，または断裂したことによる組織の破壊が原因となっている．つぎに，肺気腫患者の気流速-肺胞内圧曲線に位相差が表れる機序について考察してみることにしよう．

〔2〕 **不均等換気の影響**

気管-肺胞系を電気回路で近似すると，抵抗 $R$ とコンデンサ $C$ という二つの素子が直列に接続した回路となる（**図 6.17**）．このような系の応答について考えてみよう．

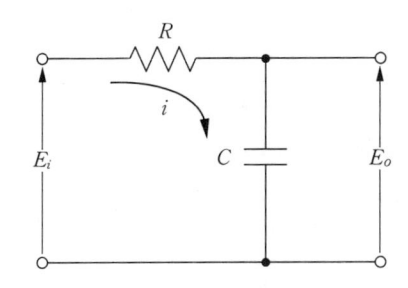

気道-肺胞系は気道抵抗を $R$，肺胞をコンデンサ $C$ で近似すると図のように描くことができる．この系の反応速度，すなわち時定数は $R$ と $C$ の積によって規定される．

**図 6.17** 気道-肺胞系の電気近似回路

対象に外乱を与えると，その応答から対象の特徴を詳しく知ることができる．制御系を構成する個々の要素において，信号がどのように変換されるかを示すのが伝達関数（transfer function）である．入力信号を $X(t)$，出力信号を $Y(t)$ として，すべての初期値を 0 としたとき，入力信号，出力信号をラプラス変換したものを，それぞれ $X(s)$，$Y(s)$ とすれば，伝達関数 $G(s)$ は

$$G(s) = \frac{Y(s)}{X(s)}$$

で定義される．システムの伝達関数がわかっていれば $X(t)$ という任意の入力が与えられたときの出力 $Y(t)$ は

$$Y(s) = G(s) \cdot X(s)$$

伝達関数によって変換された $s^*$ 領域の出力信号を時間領域に戻すには逆ラプラス変換を施せばよい。

つぎに抵抗（$R$）とコンデンサ（$C$）とが直列に接続されている回路のステップ応答を調べてみよう。この場合，入力電圧に対する出力電圧の比から伝達関数を求める。

$$\frac{E_o}{E_i} = \frac{IZ_0}{IZ_i} = \frac{\dfrac{1}{j\omega C}}{R + \dfrac{1}{j\omega C}}$$

ここで，$j\omega = s$，$CR = T$ とおくと

$$G(s) = \frac{1}{1+sT}$$

出力 $Y(s)$ は

$$Y(s) = G(s)\frac{1}{s} = \frac{1}{1+sT}\frac{1}{s} = \frac{1/T}{1/T+s}\frac{1}{s}$$

ここで，$1/T = a$ とおくと

$$Y(s) = \frac{a}{s+a}\frac{1}{s}$$

これを部分分数に展開すると

$$Y(s) = \frac{1}{s} - \frac{1}{s+a}$$

これの時間関数は逆ラプラス変換して

$$Y(t) = 1 - e^{-\frac{t}{T}} \quad (\text{表 6.2 参照})$$

$CR = T$ という関数はシステム応答特性を示す重要なパラメータで時定数（time constant）という。電気回路にステップ状の電圧を加えたとき出力電圧が最終値に達するまでの時間経過は図 **6.18** のようになる。理論的には最終値に達するまでの時間は無限大である。だから最終値に達するまでの時間を論じることはかえって混乱のもとになる。そこで $CR$ すなわち時定数という値を定め，反応速度の目安としている。最終値を1とすると，$t = T$ のとき $e^{-\frac{t}{T}}$ は $e^{-1}$ となり，その値は $1/e =$

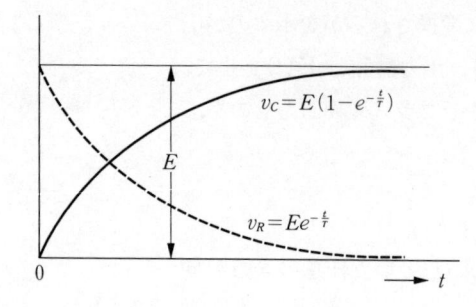

$v_C = E(1-e^{-\frac{t}{T}})$

$v_R = Ee^{-\frac{t}{T}}$

系にステップ入力を加えたときの応答はこのようになる。$CR = T$ がステップ入力の最終値1に対して63％に達する時間が，この系の応答を表している。

図 **6.18** 系のステップ応答

0.367… となり次式が成り立つ。
$$y(t) = 1 - e^{-1} = 0.632\cdots$$

システムの応答は $t=T$ において最終値の 63% に達する。$e^{-t/CR}$ の値は時間とともに減少し，減少の早いものほど過渡現象は早く終結する。時定数を反応速度の目安とする根拠がここにある。時定数の単位は時間である。$C$ の単位はファラド 〔F〕である。〔F〕は〔C/V〕であるから，

$$[F] = \frac{[C]}{[V]} = \frac{[A \cdot s]}{[V]} = \frac{[s]}{[\Omega]}$$

$$[F] \cdot [\Omega] = \frac{[s]}{[\Omega]} \cdot [\Omega] = [s]$$

ここで，$C$ はクーロン，$A$ はアンペア，$s$ は秒，$\Omega$ はオームである。

このように時定数 $CR$ はシステムの反応速度の目安となるものである。気管-肺胞系において，抵抗が高くてもコンプライアンスが大きくても時定数は大きくなる。肺気腫において時定数の増加した系が肺全体に不均等に存在しているとすれば，それぞれの領域で応答が異なっても不思議ではない。

肺気腫の症例において，肺胞内圧-気流速曲線の間に位相差が存在するのは気道抵抗の不均等分布が基礎となっている可能性が推測される。このことを確かめるには，理論モデルによる解析を行うのが最もよいと考えられる。次節でそのことについて検討してみよう。

## 6.2　肺の理論モデル

生体の現象を解析するには，その現象と深い関係を持つ因子を選び出し，それらの特性を有機的に結合したモデルをつくり，その動作を解析するのがよい。そのとき，用いる因子の数はできるだけ少なくして，システムの動特性が浮き彫りになるようなモデルが望ましい。

すでに述べたように，肺の動特性が気管の抵抗値や肺胞のコンプライアンスによって影響を受け，しかも応答の様式はそれらの分布状態によって大きく修飾されることを考えると，少なくとも二つの部分からなるモデルを解析の対象としなければならない。そういう目的には Yoshimoto, C. の二肺葉モデルが適当である。

### 6.2.1　モデルの数学的記述

肺の機械系を最も単純にしてモデル化すると図 6.19 のように表すことができる。左右の肺はそれぞれ気管支によって上気道につながっている。また両肺は共通の胸腔内圧 $P_T$ によって支配されている。肺の柔らかさはコンプライアンス $c$ で表される。この因子は本来，動的な要素であるが，肺の正常運動領域内では一つの定数と考えることができる。一方，肺の弾力性はそれによって規定される収縮圧 $P_L$ で表

図6.19 肺のモデル

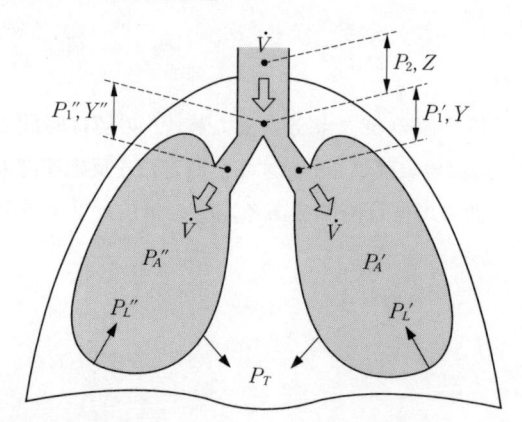

肺は気密の胸郭に包まれている。胸郭腔に発生する圧力を胸腔内圧（$P_T$）といい，肺をふくらます方向に作用する。これに対して肺がみずからの弾性で縮まろうとする力を $P_L$ とする。左右の肺は気管支によって上気道につながっている。下部気圧に発生する圧力を $P_1$，その管の抵抗を $Y_1$，上部気道に発生する圧力を $P_2$，そのときの抵抗を $Z$ とする。

し，収縮の方向を陽圧と定める。下部気道はそれ自身柔軟で，そのアドミタンス $Y$ は気道の内外圧力の関数と仮定する。上気道は硬い管と考え，気流に対するインピーダンスを $Z$ で表してある。このようなシステムをシミュレートするためにまず純粋に数学的な道筋をたどってみよう。

胸腔内圧 $P_T$ は正常呼吸の呼気終末位を $P_{T_0}$，呼吸に伴う圧変化を $P_{T_t}$ とすれば

$$P_T = P_{T_0} + P_{T_t} \tag{6.7}$$

であり，普通の呼吸ではいずれも陰圧である。$P_{T_0}$ は肺組織の粘弾性特性のために，その値を変える可能性はあるが，その動揺の程度は比較的少なく，定数と考えてさしつかえない。

肺の収縮圧 $P_L$ は肺組織の弾性力と肺胞の表面張力により引き起こされる。肺胞の表面活性物質（surfactant）の非線形特性のために，容量，胸腔内圧はかなりのゆがみヒステリシス（hysterisis）を示すであろう。$P_L$ は肺の拡張の際に，ある範囲内では肺容量に比例すると仮定する。したがって肺の容積 $V$，肺のコンプライアンス $c$ および固定分 $P_{L_0}$ の関数として表すことができる。

このモデルは二つの肺葉でできているので左右の肺についてそれぞれ方程式が1対ずつ存在する。

$$P_L = \frac{V}{c} + P_{L_0} \tag{6.8}$$

肺胞内圧 $P_A$ は胸腔内圧（$P_T$）と肺の収縮圧（$P_L$）の平衡条件で決定されるから

$$P_A = P_T + P_L$$

となる。

$V_0$ は機能的残気量 FRC で式 (6.7), (6.8) より

$$P_L = \frac{V}{cL} + P_{L_0}$$

$$P_T = \frac{V}{cT} + P_{T_0}$$

$$P_L + P_T = V\left(\frac{1}{cL} + \frac{1}{cT}\right) + P_{L_0} + P_{T_0}$$

$\frac{1}{cL} + \frac{1}{cT} = \frac{1}{c}$ とすると

$$P_L + P_T = \frac{V}{c} + P_{L_0} + P_{T_0}$$

$$V = c(P_L + P_T) - c(P_{L_0} + P_{T_0})$$

$P_A = P_T + P_L$ であるから

$$V = cP_A - c(P_{L_0} + P_{T_0})$$

$V_0$ においては $P_A$ は 0 であるから

$$V_0 = -c(P_{L_0} + P_{T_0})$$

体温における肺容積は左肺について

$$V = V_0 + \int \dot{V} dt - \Delta V \tag{6.9}$$

ただし，$V_0$ は呼気の終末で停止したときの肺容積，$\dot{V}$ は気流量速，$\Delta V$ は肺胞内圧，$P_A$ による圧縮量である．容積圧縮量 $\Delta V$ は Boyle の法則により

$$\Delta V = V \frac{P_A}{P_B} \tag{6.10}$$

となる．ただし $P_B$ は大気圧である．$V_0$ は機能的残気量ともいうべきもので $P_A$ が 0 のとき式 (6.7), (6.8) より

$$V_0 = -c(P_{T_0} + P_{L_0}) \tag{6.11}$$

また肺胞内圧 $P_A$ は内外の圧力平衡条件から

$$P_A = P_T + P_L \tag{6.12}$$

となる．

気管支両域の圧力差を $P_A$，上気道の両端の圧力差を $P_1$, $P_2$ とすれば

$$P_1 = P_A - P_2 \tag{6.13}$$

また，気管支気流量速 $\dot{V}$ は，その気管支のアドミタンスを $Y$ とすれば

$$\dot{V} = -P_A Y \tag{6.14}$$

となる．ここで右辺に (−) があるのは $P_1$ が (−) となる吸気時の気流量速を正と規定したからである．下部気道のアドミタンス $Y$ はさまざまな理由から気道の内外圧力差に比例して変化するものと仮定した．

$$Y = Y_0 - K(P_{Tt} - P_2) \tag{6.15}$$

ここで $Y_0$ は呼気終末のアドミタンス，$K$ は気管支壁の弾性および気管支内面の表面張力で決まる定数で，気管支が柔軟なほど大きい．$P_{Tt}$ と $P_2$ との差は下部気道壁内外の換気による圧力差に等しい．上気道に発生する圧力差 $P_2$ は上気道インピ

―ダンスを $Z$ とし，左右の気流量速の和を $\dot{V}$ とすれば

$$P = -\dot{V}Z \tag{6.16}$$

となる．乱流，気体粘性などによる抵抗は，すべて $Z$, $Y$ に含めて考慮し簡略化してある．

以上の数式から肺の理論モデルを構成する準備ができたわけである．

理論モデルの数式は**図6.20**のようにアナログダイヤグラムとして配列した．式中の未知数とそれに対応する方程式の数が等しいので演算アルゴリズムは解析解 (analytical solusion) を与えることになる．この図に表れた配列をたどっていけば入力に対する出力の関係がよくわかるであろう．

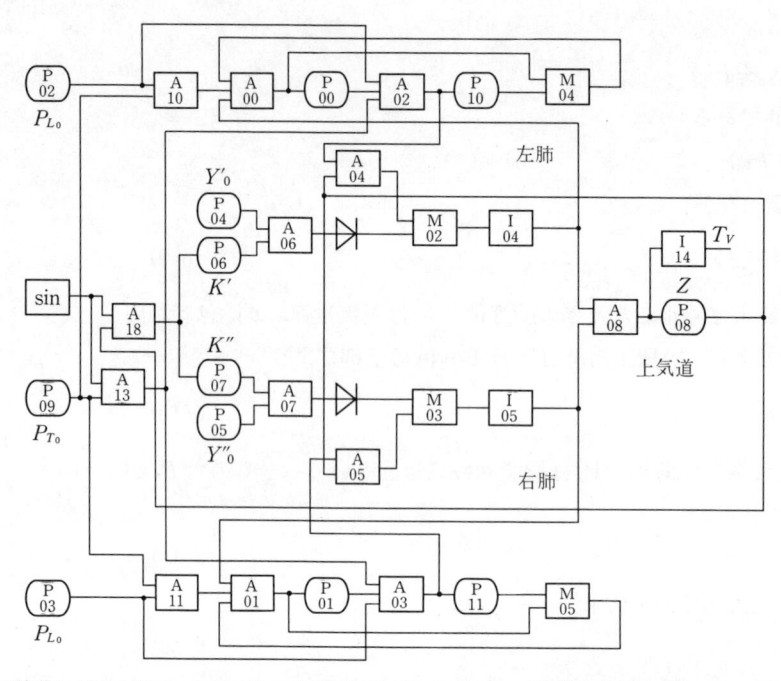

二肺葉モデルに基づいて導出した方程式をたがいに結合して閉鎖回路を構成すると，図のような配列となる．図中の記号 A は加算器，M は掛け算器，P は計数器，数字は計算素子の番地指定を表す．

**図6.20** 数式のアナログダイヤグラム

その理由は，アナログコンピュータの要素の配列ダイアグラムが思考の過程を整理してくれるからである．ディジタルコンピュータの性能が向上し，オブジェクト思考という考え方の登場によって，内部演算はディジタルでもインタフェースの部分でアナログ表現的になってきている．なお，図中の記号はつぎのように対応する．

A は加算器 (adder)，M は掛け算器 (multiplier)，I は積分器 (integrater)，P は係数器 (potensiometer) である．

駆動入力には正弦波を用いた．ボデープレチスモグラフ法によって気流量速 $\dot{V}$ も肺胞内圧（$P_A$ あるいは $dV$）も容易に実測できるが，特徴抽出のためには正弦

波のほうがよい．実測値による入力を用いた解析も行っているが本書では省略した．10本の方程式から成る連立方程式を解くために要する時間は2秒である．

コンピュータ解析に用いた数値は**表6.4**にまとめてある．数値はいずれも著者の研究室で実測した正常値を用いた．ただし，気道のコンプライアンス（$K$）については実測値がなかったので，文献検索によって最も妥当と思われる数値を採用した．

表6.4 シミュレータに用いた正常値

| | 記号 | 値 | 単位 |
|---|---|---|---|
| 安静時肺容量 | $V_0$ | 1 | $l$ |
| 安静時気道アドミタンス | $Y_0$ | 0.36 | $1/s/cmH_2O$ |
| コンプライアンス | $c$ | 0.1 | $1/cmH_2O$ |
| 抵抗（インピーダンス） | $Z$ | 0.21 | $cmH_2O/1/s$ |
| 安静時胸腔内圧 | $P_{T0}$ | $-4$ | $cmH_2O$ |
| 肺の安静時収縮圧 | $P_{L0}$ | $-6$ | $cmH_2O$ |
| 気道の硬さ | $K$ | 0.04 | $1/s/(cmH_2O)^2$ |
| 呼吸数 | | 16.00 | c/min |

### 6.2.2 成　　　績

〔1〕均等閉塞

気道が均等に狭窄すると抵抗値を表すリサジューは横に倒れてくる．これは$\dot{V}$が小さくなり，$P_A$が大きくなるから当然の結果である．

気道抵抗をリサジュー表現すると，このように抵抗の大きさを視覚的に理解することができる．同時に気流と圧力の間に位相差が生じるかどうかもわかる．なお，

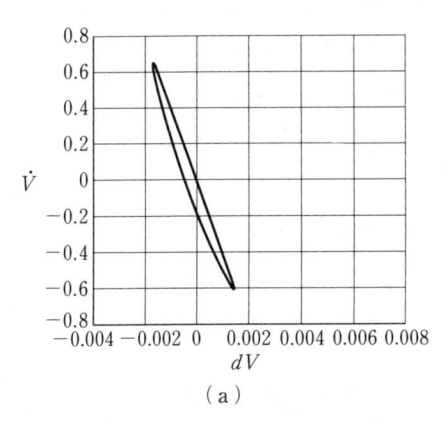

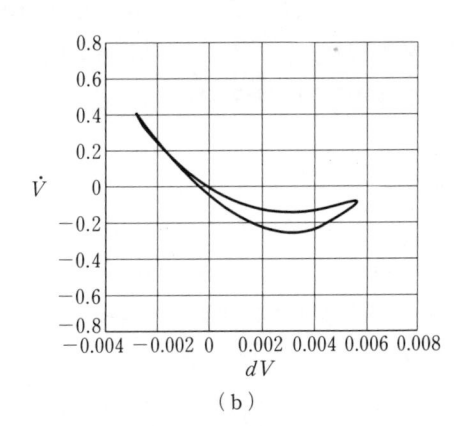

(a)　　　　　　　　　　　　(b)

気道の通りやすさをアドミタンスで表す．$Y_0$が正常の値0.4 s/$cmH_2O$の場合には図(a)のような軌跡を描く．これに対して，アドミタンスが左右均等に0.036に減じたときの軌跡は図(b)である．正常の場合には$V$-$P_A$の曲線には位相差がなく抵抗が少ないことを示す．左右のアドミタンスが均等に減じた場合，軌跡は横に倒れ，抵抗値が増加したことを示す．このときも位相差は表れていない．

図6.21　均等閉塞

$dV$ を $P_A$ に等しいものとして扱っているが，その理由は $P_A$ によって $dV$ が形成されるからである．両者は本質的等しいと考えてよい．肺疾患において初めから気道狭窄が左右で異なることは少なく，均等に始まることが多い（図 6.21）．

〔2〕 不均等閉塞

二肺葉モデルにおいて右側の下部気道のアドミタンスを正常に保ったまま，左側のそれを小さくして，狭窄を起こすと，$\dot{V}\text{-}dV$ 曲線は輪を描いて両者の間に位相差が生じることを示す．位相差は，呼気時に顕著になる．逆にいえば，位相差が大きいほど左右気道の不均等狭窄が強いことを示している（図 6.22）．

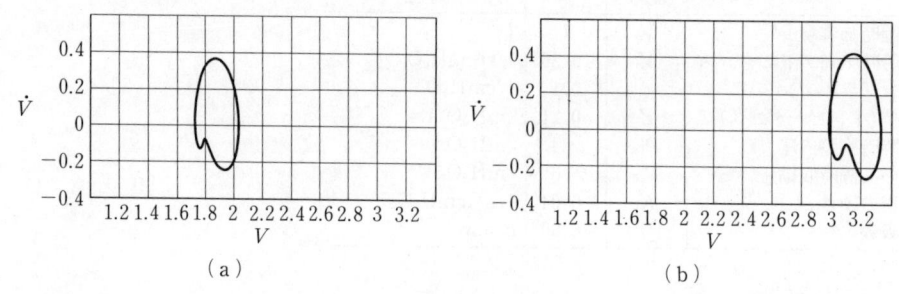

左右のアドミタンスが等しい場合には位相差は現れないが，一方のアミドタンスを正常に保ったまま他方のアドミタンスを減少させると，その値がわずかであっても図（a）のように位相差が現れてくる（アドミタンスが 0.12 減ずると位相差が現れてくる）．狭窄がさらに強くなると図（b）のように位相差は著しくなる．肺気腫患者に等しく認められる位相差は，左右のアドミタンスの差によってもたらされることが示される．

図 6.22 不均等閉塞

肺気腫が進行してくると肺葉の至る所で線維の断裂が不均等におこり，呼吸効率は低下し，呼吸困難が発生する．肺気腫による呼吸困難はこのような機序に基づいていることが多い．図（a）と（b）の実験から肺胞間に不均等な狭窄が存在すると $\dot{V}\text{-}dV$ 曲線に位相差が現れる．このことは気道の抵抗とコンプライアンスによって規定される系の位相差の出現が時定数 $CR$ によってもたらされることを強く示唆している．

〔3〕 FRCの増加

肺のコンプライアンスが大きくなると，FRC は増加する（図 6.23）．このことは図（a）と図（b）とを比べてみればよくわかる．すなわち，図（b）においては，1回換気が始まる呼気終末位が右方に移動していることがわかる．さらに，コンプライアンスが 0.075（図（a））から 0.125（図（b））へ増大するにつれて $\dot{V}\text{-}V$ 曲線の面積が大きくなっていることに注目．呼吸ごとに肺から排出される空気の量は減少し，それに伴って肺内にとどまる空気の量は増加する．これが FRC 増加の原因である．

〔4〕 気道コンプライアンスの影響

これまでの例では，下部気道のコンプライアンス $K$ は正常値として，$0.04/\text{s}/(\text{cmH}_2\text{O})^2$ という数値を用いていた．しかし，この例では系を 0.08 として増加さ

6.2 肺の理論モデル　　109

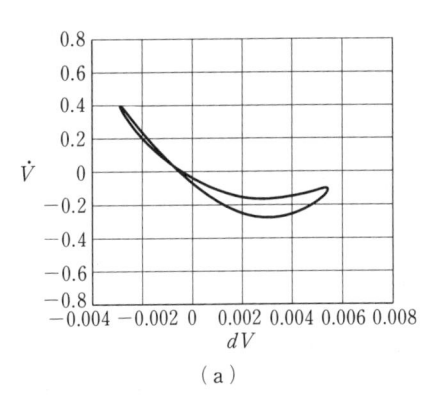

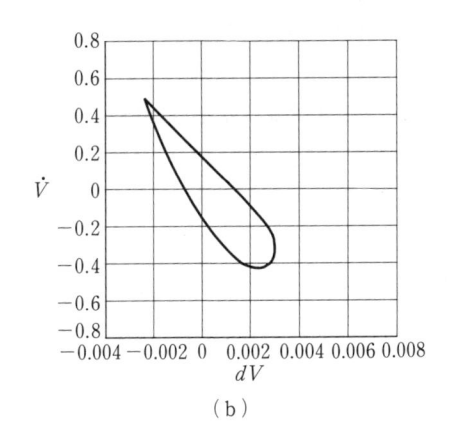

肺のコンプライアンスが 0.075 1〔cmH₂O〕(図(a)) から 0.125〔cmH₂O〕へと増加すると(図(b))，曲線軌道全体が右に移動してFRCが増加することを示している。FRCはリサジューの開始点に等しいもので，リサジューが右方に偏位していることはFRCが大きいことを示している。

図 6.23　FRCの増加（肺コンプライアンスの影響）

せると特徴的な変化が表れてきた（**図 6.24**）。$\dot{V}$-$V$（曲線において図(b)）では呼気の始まりから終わりにかけて，急峻な食込みが認められる。これはその部分において気流速が急激に減少することを意味している。これはチェックバルブ（check valve）現象を表している。

チェックバルブ現象とは呼気時に胸腔内圧が陽圧となることによって気道が押しつぶされ，気流が阻止される現象をいう。肺気腫の患者では肺胞ばかりでなく，気道の弾性線維も断裂して肺胞気道系全体がやわらかくなり，周囲の圧力によって容易に虚脱する。肺気腫の患者ではチェックバルブ現象のために呼吸運動が著しく阻害される。したがって，肺気腫の患者は一般の呼吸時においても唇を強くすぼめて口笛を吹くような形で呼吸をしていることが多い。唇をすぼめることよって気道内の圧力を高め，気道の虚脱を防止しようとする反射的行動である。

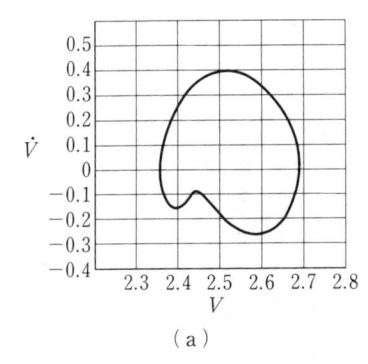

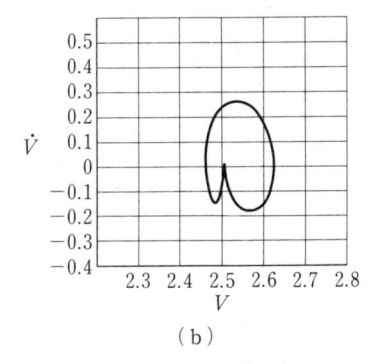

気道のコンプライアンスに相当する係数 $K$ が $0.211/\mathrm{s}/(\mathrm{cmH_2O})^2$ から $1.0$ へと増加すると，気道は肺胞内圧と胸腔内圧に強く影響される（図(a)）。$K$ が大きい場合，図(b)に見られるように呼気において急速に閉塞して気流が減少するチェックバルブ現象が現れる。このことは同時にFRCを増加させる要因の一つにもなる。

図 6.24　気道コンプライアンスの影響

健康人であっても高い山に登った場合には，唇をつぼめて呼吸をしていることが多い．これは病的ではなく，気道虚脱を防ごうとする正常な反応である．

〔5〕 気道のコンプライアンスが小さい例

図 6.25 はなにかの原因で気道のコンプライアンスが減少すると図 6.24 で認められたチェックバルブが消失するばかりでなく，$\dot{V}$-$V$ 曲線の面積も小さくなり，1回換気量が拘束されていることを示している．これは慢性気管支炎などにみられる下部気道の狭窄および線維化などの場合に認められる特徴である．線維化が進行すると肺はますます固くなり，1回換気量も極端に小さくなる．このことは当然呼吸行動を障害し，呼吸困難を招く．時には補助呼吸 (respirator) の使用が必要となる．

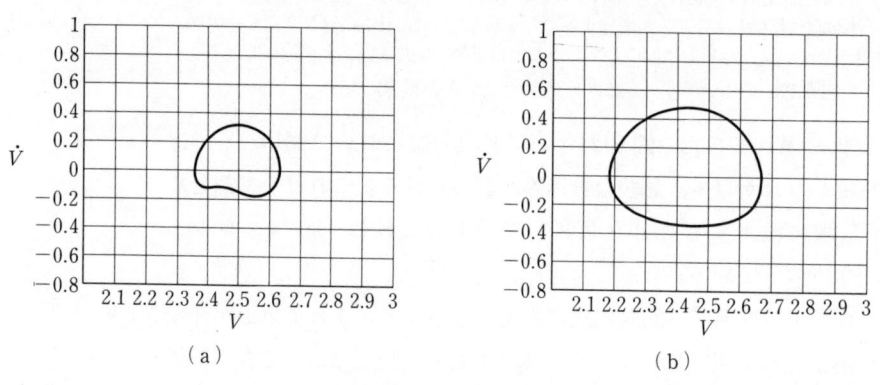

気道が固くなると，チェックバルブ現象が現れることがない．しかし，このとき左右のアドミタンスが減ずると肺気量も減少する．$K$ の低下は肺線維症の場合に著しくなる．

図 6.25 気道のコンプライアンスが小さい例

〔6〕 気道抵抗の影響

図 6.26 は表 6.4 に示した正常値を用いてシミュレータを駆動した場合の典型的な軌跡である．左右のアドミタンスは 0.036 から 0.55 へと増加させてある．気道

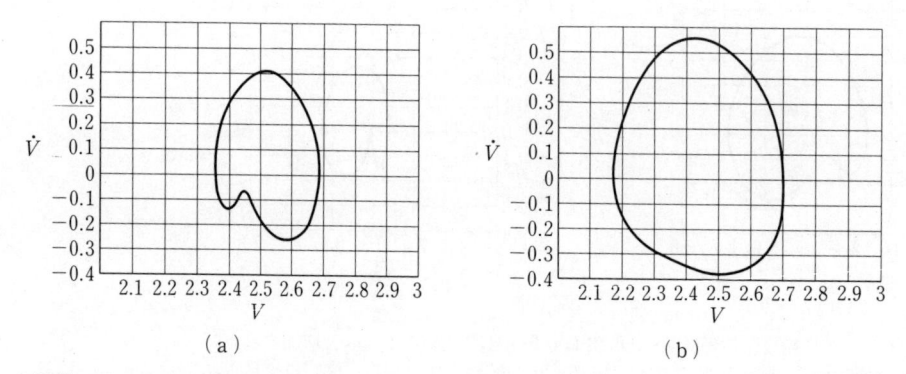

気道の通りやすさが増加すると図 (b) のように1回換気量が増加する．この特徴は気管支拡張剤の効果判定に用いられる．

図 6.26 気道抵抗の影響

が開大すると1回換気量も多くなる。このことは気管支拡張剤などを用いたときの効果をよく説明するものである。喘息や肺気腫の呼吸困難を軽減する目的で，数多くの気管支拡張剤が開発されている。それらの薬剤は気管支を拡張することに役立っている。しかし，気管支拡張剤の使用により呼吸困難が軽減するのは，薬剤を服用したという心理的効果がそのおもな働きであると説明されたこともあったが，シミュレータの解析から気管支拡張剤が実際，呼吸効率を高めるということが理解される。

　これまで述べてきたコンピュータシミュレーションによる解析はポーランド，デルファイ，ラピッド，アプリケーション，デベロップメント，ツールを使って開発した。基本的なプログラミング言語としては，オブジェクト，パスカルを活用している。

# 7 システムの破綻

　ヒトのからだを構成する細胞はひと時も休むことなく常に働いている。それは絶えることのない酸素消費と炭酸ガスの産生をもたらす。外呼吸の場である呼吸器は，したがって常に活動していることが要求される。長い経過の間に呼吸器は構造も機能も正常状態から逸脱してしまうことがある。すなわち，システムの破綻である。この状態をもたらす原因は数多くあるが，最もわれわれに関係の深い状態がCOPD（chronic obstructive pulmonary disease，慢性閉塞性肺疾患）といわれる症候群である。この章ではCOPDの概要にふれてみたい。

　医学で使われる診断名には初めの定義とは別に，病名だけが勝手に一人歩きをしてしまう例がいくつもある。

　例えば臓器の制御系である自律神経系の機能異常を自律神経失調症と命名したはずである。しかし，この病名はノイローゼなどの精神・身体の異常状態を示す病名として使われている。また，記銘力低下，記憶減退など知能の鈍化に対しては，脳動脈硬化症という病名が使われる。さらに労作時に感じられる胸の不快感に対しては虚血性心疾患という病名をつける。これらの病名はいずれもその本質と，かけ離れた内容で使われることが多い。

　COPDもその一つといってよいような症候群である。1961年，オランダの研究グループがCOPDの発症は遺伝的素因を基礎にして，そのうえに環境因子が蓄積しておこると発表したが，その後何度か改訂され，1995年，アメリカの胸部疾患学会が新しいCOPDの定義を発表した。COPDは中高年の男性に多く見られる疾患で，慢性の呼吸困難を主症状として，病態生理学的には閉塞性換気障害がおもな原因である。具体的には，肺気腫，慢性気管支炎，気管支喘息（ぜんそく）がたがいに複雑に絡み合った病気で，不可逆性の気道閉塞を共通項として持っているものをいう（図7.1）。医学に馴染みの少ない読者には理解しがたい病名であるが，長年にわたって痰（たん）を伴った咳が続いたり，労作時に胸が苦しくなるなどの症状が出る病気と考えていただきたい。

　COPDを構成している疾患のうち，肺気腫は呼吸細気管支を含めてそれより末梢の肺胞実質の壁の破壊的変化がおこる病気である。肺胞道を中心に破壊が限局性におこる場合と，肺胞がびまん性に一様に破壊される型がある。両者の間には病因論的に根本的な相違が指摘されているが両者とも免疫機序が関与しており，その意

```
         慢性気管支炎    肺気腫
              ↓          ↓
         ┌─────────────────────┐
         │   ╱⎯⎯╲ ╱⎯⎯╲        │
         │  ╱▓▓▓▓╳▓▓▓▓╲       │
気道閉塞→ │ ╱▓▓▓▓╱ ╲▓▓▓▓╲ ← COPD
         │  ╲▓▓╱   ╲▓▓╱        │
         │   ╲╱─────╲╱         │
         └────┃─────────────────┘
              ↓
             喘息
```

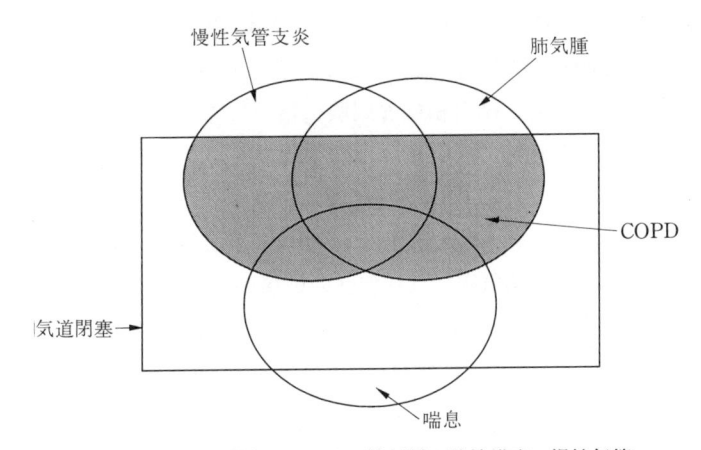

COPDは単一の疾患ではなく，肺気腫，肺線維症，慢性気管支喘息がたがいに微妙にからみ合って形成される症候群である（図では三者のかさなり合っている部分で，気道閉塞が常に存在している場合にCOPDと考える）。大気汚染や喫煙の習慣が長く続くと，誘発されると考えられている。

**図7.1　COPDを構成する疾患**

味で遺伝的素因と深い関係があると考えられている。長年にわたる喫煙や大気汚染は，肺胞粘膜中にある肺胞マクロファージを活性化して，タンパク分解酵素を分泌させる。このような場合，健康人では肝臓の細胞からタンパク分解阻止因子が分泌されその破壊作用を防止するが，喫煙や大気汚染が長く続くと破壊因子が優位となり，肺気腫が発生する。

これに対して，慢性気管支炎では直径2mm以下の末梢気道がおもな病変部位となる。この部分の炎症性細胞浸潤，胚細胞化による粘液の過分泌，平滑筋肥大などが原因で気道閉塞がおこる。また，一般には可逆的な気道閉塞を示す気管支喘息のうち炎症変化が強く不可逆的な気道閉塞をおこした例もCOPDに含める。喘息の場合，気道過敏性の原因として，二つの因子が考えられている。一つは，気道粘膜における好酸球，リンパ球浸潤を中心にした気道炎症，もう一つは，慢性的な気道炎症の持続による基底膜肥厚による気道壁の組織変化，リモデリング（remodeling）である。

リモデリングは重症喘息患者に高頻度に観察され，基底膜の肥厚を中心に，粘膜下腺肥大，平滑筋肥大，気管支周辺の線維化などにより，気道壁容積が増大する。これは組織的な気道内径の狭窄と壁の肥厚自体でも，わずかな気管支平滑筋の収縮でも，より大きな内腔の狭窄をひきおこし，気道過敏性をひきおこす要因となる。

一方，COPD患者では重症患者でも基底膜の肥厚は観察されない。すなわち，COPDの気道抵抗の増加は，リモデリングによる気道壁容積の増大とは別の要素によって規定されていると考えられる。喘息のリモデリングでは基底膜直下にコラーゲンなどの結合組織の沈着が層となっている。この沈着には好酸球やマクロファージ，血漿板が関与していると考えられているが，COPDにおける気道炎症では

炎症細胞や活性化の因子が異なる。その結果，リモデリングの組織変化が異なってくる。すなわち，肺気腫では肺胞破壊がおこる。気道炎症という病態が喘息では，結合組織の沈着に結びつき，COPDでは，結合組織の破壊に結びつくのである。喘息の気道炎症は好酸球を中心にした病態で，COPDは好中球マクロファージを中心にした病態であると考えられている。COPDの病変は，このように多彩であるが，気道閉塞を共通の症状として持っている。要約すれば慢性気管支炎では組織の肥厚が気道狭窄の原因となる。また，肺気腫では肺胞壁の破壊の結果，FRCが増加する。このような原因に基づく力学的な影響については，前節の気道抵抗の測定の項やシミュレーション実験のところですでに検討してある。もう一度，確認してほしい。

　COPDの発症には喫煙や大気汚染の習慣が深く関係しており，その点で地球環境の劣悪化が直接の原因であると言っても過言ではない。日本病理集報によれば，剖検例の3%に肺気腫と慢性気管支炎が認められるという。治療は現在のところ，残念ながら積極的な方法はない。ただ，病状の進展を抑えるように，環境を整えることに尽きる。今後の開発が最も望まれている病気の一つである。

# 引用・参考文献

1) Bakhle, Y. S. and Vane, Jr. (Eds.) : Metabolic Functions of the Lung, Dekker, New York (1977)
2) Bartlett, R. G., Brubach, H. F., Trimble, R. C. and Specht, H. : Airway resistance measurement during any breathing pattern in man, J. Appl. Physiol., **14**, p. 89 (1959)
3) Bates, D. V. : Respiratory Function in Disease, W. B. Saunders, Philadelphia (1989)
4) Baumann, R. : Blood oxygen transport, *in* "Handbook of Physiology. The Respiratory System" (Farhi, L., Tenney, S.M. and Bethesda, M. D. Eds.), Am. Physiol. Soc., **4**, sect. 3, pp. 147-172 (1987)
5) Bland, J. H. : Clinical Recognition and Management of Disturbances of Body Fluids, 2nd ed., W. B. Saunders, Philadelphia, London (1957)
6) Briscoe, W. A. and DuBois, A. B. : The relationship between airway resistance, airway conductance and lung volume in subjects of different age and body size, J. Clin. Invest., **37**, p. 1279 (1958)
7) Carlile, M. J. and Skehol, J. J. (Eds.) : Evolution, *in* "Microbial World," Cambridge University Press, Camgridge (1974)
8) Cherniack, N. S. and Widdicombe, J. G. (Eds.) : Control of breathing, *in* "Handbook of Physiology. The Respiratory System" (Farhi, L, Tenney, S. M. and Bethesda, M. D, Eds.), Am. Physio. Soc. 12, sect 3 (1986)
9) Comroe, J. H. Jr., Foster, R. E., DuBois, A. B. and Carlsen, E. : The lung, Year Book Medical Publishers, Chicago (1965)
10) Comroe, J. H. Jr., Botelho, S. Y. and DuBois, A. B. : Design of a body plethysmograph for studying cardiopulmonary physiology, J. Appl. Physiol., **14**, p. 439 (1959)
11) Cotes, J. E. : Lung Function : Assessment and Application in Medicine, ed. 4, Blackwell, Oxford (1979)
12) Cunningham D. J. C., Lloyd, B. B. (Eds.) : The Regulation of Humen Respiration, Blackwell, Oxford (1963)
13) Davenport, H. W. : The ABC of Acid Base Chemistry, 6 th ed. University of Chicage Press, Chicage (1974)
14) De Troyer A. : Respiratory muscles, *in* "The Lung : Scientific Foundations" (Crystal, R. G. and West, J. B. Eds.), Raven Press, New York (1991)
15) DuBois, A. B., Botelho, S. Y. and Comroe, J. H. Jr. : A new method for measurement of airway resistance in man using a body plethysmograph ; Values in normal subjects and in patients with respiratory disease, J. Clin. Invest., **35**, p. 327 (1956)
16) Dyson, R. D. : Cell Biology—A Molecular Approach (2nd ed.) (1980)
17) Egan, D. F. : Fundamentals of Respiratory Therapy, C. V. Mosby Company, Saint Louis (1977)
18) Elkinton, J. R. and Danowski, T. S. : The Body Fluids ; Basic Physiology and Practical Therapeutics, The Williams & Wilkins, Baltimore (1955)
19) Engel, L. A. and Paiva, M. : Gas Mixing and Distribution in the Lung, Dekker, New York (1985)
20) Fishman, A. P. : Assessment of Pulmonary Function, McGraw-Hill, New York (1980)

21) Forster, R. E., Fisher, A. B., Dubois, A. B. and Briscoe, W. A.: Physiological Basis of Pulmonary Function Test, 3rd ed., Year Book Medical Publishers, Chicago (1986)
22) Goodman, L. S. and Gilman, A.: The Pharmacological Basis of Therapeutics, McMillan (1975)
23) Goerke, J. and Schurch, S.: Mechanical properties of the alveolar surface, *in* "The Lung: Scientific Foundations" (Crystal, R. G. and West, J. B. Eds.), Raven Press, New York (1991)
24) Goldberger, E.: A Primer of Water, Electrolyte and Acid-base Syndromes, Lea & Febiger, Philadelphia (1959)
25) Hall, J. L. and Baker, D. A.: Cell Membranes and Ion Transport, Longman, London (1977)
26) Hawker, L. E. and Lintion, A. H.: Microorganisms—Function, Form and Environment (2nd. ed.), Edwarded Arnold Publishers, London (1979)
27) Hlastala, M. P.: Ventilation, *in* "The Lung: Scientific Foundations". (Crystal, R. G. and West, J. B. Eds.) Raven Press, New York (1991)
28) Hoppin, F. G. and Hilderbrandt, J.: Mechanical properties of the lung, *in* "Bioengineering Aspects of the Lung" (West, J. B. Ed.), Dekker, New York (1977)
29) Hornbein, T. F. Ed: Regulation of Breathing, Dekker, New York (1981)
30) Howell, J. B. L. and Campbell, E. J. M: Breathlessness, Davis, Philadelphia (1966)
31) Hughes, J. M. B.: Distribution of pulmonary blood flow, *in* "The Lung: Scientific Foundations" (Crystal, R. G. and West, J. B. Eds.), Raven Press, New York (1991)
32) Jaeger, M. J. and Otis, A. B.: Measurement of airway resistance with a volume displacement body plethysmograph, J. appl. Physiol., **19**, p. 813 (1964)
33) Jones, N. L.: Acid-base physiology, *in* "The Lung: Scientific Foundations" (Crystal, R. G. and West, J. B. Eds.), Raven Press, New York (1991)
34) Kelman, G. R. and Nunn, J. F.: Nomograms for correction of blood $P_{O_2}$, $P_{CO_2}$, pH, and base excess for time and temperature, J. Appl. Physiol., **21**, p. 1484 (1966)
35) Kenner, T. and Ono, K.: The low frequency input impedance of the renal artery, Pflügers Arch, **324**, p.155 (1971)
36) Kenner, T. and Ono, K.: Reciprocal autoregulation of blood flow and pressure, Experientia, **27**, p. 528 (1971)
37) Kenner, T. and Ono, K.: Interaction between circulatory control and drug induced reactions, Pflügers Arch, **331**, p. 335 (1972)
38) Kenner, T. and Ono, K.: Analysis of slow autooscillations of arterial flow, Pflügers Arch, **331**, p. 347 (1972)
39) Kenner, T. and Ono, K.: A nonlinear property of the renal autoregulation, Experientia, **28**, p. 527 (1972)
40) Kenner, T. and Ono, K.: Humoral Autoregulation of blood flow and blood, Experientid, **28**, p. 530 (1972)
41) Kenner, T., Rubenstein, J. and Ono, K.: Pseudorandom testing technique for the characterization of local hemodynamic control, Pflügers Arch, **343**, p. 309 (1973)
42) Kenner, T., Baertschi, A., Allison, J. and Ono, K.: Amplitude dependence of the carotid sinus reflex, Pflügers Arch, **346**, p. 49 (1974)
43) Klocke, R. A.: Carbon dioxide transport, *in* "Handbook of Physiology" (Farhi, L., Tenney, S. M. and Bethesda, M. D. Eds.), The Respiratory System, American Physiology Society (1969)
44) Mochizuki, M.: Study on the time relation of airflow and alveolar pressure, Respiration and

Circulation, **19**, p. 149 (1961)
45) Margulis, L.: Symbiosis in Cell Evolution—Life and Its Environment on the Early Earth, W. H. Freeman and Company, San Francisco (1981)
46) Nakamura, T., Takishima, T., Sagi, Y., Sasaki, J. and Okubo, T.: A new method of analysing the distribution of mechanical time constants in the lungs, J. Appl. Physiol., **27**, p. 265 (1966)
47) Nitta, K. and Mochizuki, M.: Study of the time displacement between the airflow and box pressure curves in the body plethysmograph, Med. and Engng., **5**, p. 481 (1967)
48) Noda, H. (Ed): Origin of Life, Center for Academic Publications (1978)
49) 小野功一：常温環境下における気道抵抗の連続測定とその解析，北海道医学雑誌，**44**，pp. 26-36(1969)
50) Ono, K.: Controlling mechanism of the optimal performance of the heart under different body conditions, Automedica, **9**, p. 259 (1987)
51) Ono, K.: The optimal role of the heart in the regulation of the arterial blood pressure, *in* "Frontiers in the Cardiopulmonary Homodynamics" (Lee, J. S. Ed.), Plenum Press (1989)
52) Ono, K., Uozumi, T. and Yoshimoto, C.: A role of the carotid barostatic reflex in the hierarchical levels, Pflügers Arch, **379**, p. 28 (1979)
53) Ono, K., Uozumi, T., Yoshimoto, C. and Kenner, T.: The optimal cardiovascular regulation of the arterial blood pressure, Cardiovascular System Dynamics, Plenum Press (1981)
54) 小野功一：生体と情報，学術図書出版社(1989)
55) 小野功一：心電図の真髄，学術図書出版社(1991)
56) 小野功一，魚住超：心臓と血管の調節，学術図書出版社(1993)
57) 小野功一：細胞社会の成立，学術図書出版社(1997)
58) 小野功一：生体制御系の動作原理とゆらぎ，ゆらぎの科学7(ゆらぎ現象研究会編)，森北出版(1997)
59) Pelsin, R.: Theoretical analysis of airway resistance on an inhomogeneous lung, J. Appl. Physiol., **24**, p. 761 (1968)
60) Porter, R. (Ed.): Hering-Breuer Centenary Symposium, Ciba Foundation Symposium, Churchill, London (1970)
61) Proctor, F.: Physiology of the upper airway, *in* "Handbook of Physiology," sec. 3, Respiration, p. 323 (1964)
62) Rahn, H., Otis, A. B., Chadwick, L. and Fenn, W. O.: The pressure volume diagram of the lung and thorax, Am. J. Physiol., **146**, p. 161 (1946)
63) Rahn, H., Farhi, L. E.: Ventilation, perfusion and gas exchange—the $V_A/Q$ concept, *in* "Hand book of Physiology," sec. 3, vol. 1, Am. Physiol. Soc. (1964)
64) Rohler, F.: Der Strömungswiderstand in den menschenlichen Atemwegen und der Einfluss der unregelmässigen Verzweigung der Bronchial system auf den Atemungsverlauf Verscheiden Lungebezirken, Arch. Ges. Physiol., **162**, p. 225 (1915)
65) Said, S. I.: The Pulmonary Circulation and Acute Lung Injury, Mount Kisco, New York, Futura (1991)
66) Scheid, P. and Piiper, J.: Diffusion, *in* "The Lung: Scientific Foundations" (Crystal, R. G. and West. J. B. Eds.), Raven Press, New York (1991)
67) Siggaard-Andersen, O.: The Acid-Base Status of the Blood, 4th ed., Williams & Wilkins, Baltimore (1974)

68) Tanabe, G., Khan, M. A. and Stein, M.: The measurement of airway resistance during normal breathing, Am. Rev. Resp. Dis., **90**, p. 311 (1961)
69) Tisi, G. M.: Clinical pulmonary physiology, *in* "Respiratory Emergencies," (Shibel, E. M. and Moser, K. M. Eds.), C. V. Mosby Company, Saint Louis (1977)
70) Von Euler, C.: Neural organization and rhythm generation, *in* "The Lung: Scientific Foundation," (Crystal, R. G. and West, J. B. Eds.), Raven Press, New York (1991)
71) Von Neergaad, K. and Wirz, K.: Über eine methode zur messung der lungenelastizität am lebenden menschen, einbesondere beim emphysem, Z. Klin. Med., **105**, p. 35 (1927)
72) West, E. S.: Textbook of Biophysical Chemistry, 3rd ed., Macmillan, New York (1963)
73) West, J. B.: Ventilation/Blood Flow and Gas Exchange, 5th ed., Blackwell, Oxford (1990)
74) West, J. B. and Wagner, P. D.: Ventilation-perfusion relationships, *in* "The Lung: Scientific Foundations" (Crystal, R. G. and West, J. B. Eds.), Raven Press, New York (1991)
75) West, J. B.: Pulmonary Pathophysiology—The Essentials, 4th ed., Williams & Wilkins, Baltimore (1992)
76) Wetterer, E. and Kenner, T.: Grundlagen der Dynamik des Arterien Pulses, Springer (1969)
77) White, P. D.: Heart Disease, McMillan (1959)
78) Wiener, N.: Cybernetics or Control and Communication in the Animal and the Machine, 2nd ed., The MIT Press & John Willey, New York, London (1961)
79) Wilson, A. F.: Pulmonary Function Testing Indications and Interpretations, Grune & Stratton, Orlando (1985)
80) Yoshimoto, C.: Contribution to the Mechanics of Breathing in Man, Monograph Series of the Research Institute of Applied Electricity, 14, Sapporo (1996)

# あ と が き

　大学院の研究を終えて渡米した私がNASAから最初に委託された研究は，筋肉の局所的な収縮が全身の酸素消費量に対してどんな影響を与えるかを調べることであった。ある日，私はドイツから来ていた青年と知合いになった。彼の名はThomas Kennerという。彼にはすでに著書があり，それはドイツのSpringer社から出版されたGrundlagen des Arterienpulsesであるという。驚いたことにその本は私の愛読書であった。

　二人は共同で実験を始めた。その手法は入力をステップや正弦波に変化させる制御工学の手法であった。しかし，その方法は実験に長時間を要するという欠点があった。やがて，われわれはよい方法を見つけた。すなわち，入力に疑似雑音信号を用いるもので，実験のすべての過程を短時間で済ますことができるようになった。NASAはわれわれの成績に満足した。宇宙飛行士の筋肉萎縮を予防する運動の開発に対して理論的根拠を与えたからである。

　Kennner博士は，その後オーストリアのグラーツ大学に生理学研究所長として迎えられた。グラーツ大学は1548年にハプスブルグ王家によって創立された大学で，ヨハネス・ケプラーや，量子力学のシュレジンガーなどを輩出している。私もオーストリア政府から請われて同大学の契約教授として赴任した。

　その後私は日本に帰ってきたが，1998年，バイオメカニクスの国際会議に演者として来日したKenner博士は私が視力を失っていることを初めて知った。私は数年前に眼疾を患い，両眼の光を失っていた。最近の学説に疎くなっているのではないかという不安を彼に告げると雑誌の中から大切な論文を拾い読みしてくれると約束してくれた。彼からの録音のテープはすでに20本にのぼっている。大学の総長という激務のかたわらの仕事である。友情の深さに感動している。

　家族もまた私を助けてくれた。資料の収集，図の作成，文献の朗読，口述筆記などはすべて妻穰子と娘佳幸が分担してくれた。二人とも大学時代の教育背景は文系である。医学や工学の専門用語には手こずったであろう。そのような訳で，私は本書を4人の共著であると考えている。

　私の教室のIwan Tanev博士にはシミュレーションの整理を手伝ってもらった。彼は情報の並列分散処理を専門としている。私の作ったプログラムも彼の手によって洗練されたものになった。

　肺のメカニクスは私の重要な研究テーマの一つである。その章を書き進めながら，恩師吉本千禎先生（北大名誉教授 故人）から適切な助言をいただいたことや貴重な資料を提供していただいたことをしみじみとありがたく思い出していた。

　本書の出版に際してコロナ社の皆様にはいろいろな面でお世話になった。とりわけ編集においては，細部にわたって貴重な指摘をいただいたことを心から感謝している。

小 野 功 一

# 索　　引

## 【あ】

| | |
|---|---|
| アシドーシス | 51 |
| アセチル CoA | 29 |
| アデニン | 20 |
| アデノシン | 21 |
| アデノシンモノリン酸 | 21 |
| アドミタンス | 82 |
| アニマ：モトリクス | 2 |
| アボガドロ | 53 |
| アミノ酸 | 35, 50 |
| アルカローシス | 51 |
| アルコール | 16, 23 |
| アルコール発酵 | 11 |
| アルデヒド基 | 17 |
| アロステリック効果 | 23 |
| アロステリック酵素 | 23 |

## 【い】

| | |
|---|---|
| イオン | 15 |
| イオン結合 | 16 |
| イオン透過性 | 26 |
| 1回換気量 | 100 |
| 陰イオン | 44 |
| 陰極線 | 12 |
| イントロン | 28 |
| インパルス応答 | 90 |

## 【う】

| | |
|---|---|
| 浮き袋 | 66 |
| 裏関数 | 87 |
| ウラシル | 20 |
| 運搬 RNA | 27 |

## 【え】

| | |
|---|---|
| エシェロン | 6 |
| エージェント | 6 |
| エステル | 18 |
| エネルギー保存の法則 | 37 |
| 塩基 | 44 |
| エントロピー変化 | 37 |

## 【お】

| | |
|---|---|
| オイラー | 2 |
| オキザロ酢酸 | 29 |
| オキソグルタル酸 | 29 |
| 表関数 | 87 |

## 【か】

| | |
|---|---|
| 外呼吸 | 10, 63 |
| 階層構造 | 6, 8 |
| 解糖 | 23 |
| 開放システム | 40 |
| 海綿動物 | 40 |
| 解離定数 | 37 |
| 核 | 19 |
| 核酸 | 18, 19 |
| 核酸塩基 | 25 |
| 角膜 | 18 |
| 核様体 | 19 |
| 過呼吸症候群 | 52 |
| 活性酢酸 | 35 |
| 活性中心 | 22 |
| 滑面小胞体 | 27 |
| 果糖 | 18 |
| 過渡解 | 88 |
| 顆粒状肺胞細胞 | 66 |
| ガリレオ | 1 |
| カルボキシル基 | 17, 29, 44 |
| カルボニル基 | 17 |
| ガレノス | 3 |
| 換気 | 70 |
| 換気-血流量比 | 75 |
| 還元ヘモグロビン | 57 |
| 環式化合物 | 19 |
| 間質液 | 41 |
| 緩衝システム | 51 |

## 【き】

| | |
|---|---|
| 器官 | 7, 39 |
| 気管支 | 65 |
| 気管枝 | 65 |
| 気管支喘息 | 112 |
| 基質 | 22 |
| 基底状態 | 33 |
| 気道炎症 | 113 |
| 気道系 | 65 |
| 気道抵抗 | 82 |
| 気道閉塞 | 113 |
| 機能的残気量 | 70, 83 |
| 逆ラプラス変換 | 88 |
| 胸腔内圧 | 70 |
| 強制応答 | 89 |
| 共役塩基 | 56 |
| 共有結合 | 15 |
| 気流量速 | 82, 94 |
| 均等閉塞 | 107 |

## 【く】

| | |
|---|---|
| クエン酸 | 29 |
| クリステ | 28 |
| グリセリン | 35 |
| グリセルアルデヒド | 25 |
| グルタミン酸 | 35 |
| クロストリジウム菌 | 23, 31 |
| グワニン | 20 |

## 【け】

| | |
|---|---|
| けい肺 | 66 |
| 血液幹細胞 | 43 |
| 血液空気関門 | 64 |
| 血球 | 42 |
| 血漿 | 42 |
| 血小板 | 42, 43 |
| 血清 | 43 |
| ケトン基 | 18 |
| ケプラー | 1 |
| 原核細胞 | 18 |
| 原核生物 | 10 |
| 嫌気呼吸 | 10, 23, 33 |
| 原子核 | 12, 19 |
| 原子価電子 | 15 |
| 元素 | 12 |

## 【こ】

| | |
|---|---|
| 好気呼吸 | 10 |
| 好気細菌 | 10 |
| 光合成 | 32 |
| 光合成細菌 | 10 |
| 光子 | 32 |
| 膠質浸透圧 | 43 |
| 酵素 | 56 |

| | | | | | |
|---|---|---|---|---|---|
| 腔腸動物 | 40 | 自由エネルギー | 36 | 炭酸ガス運搬 | 56 |
| 呼気終末位 | 100 | 自由応答 | 89 | 炭素化合物 | 12 |
| 呼吸 | 10 | 従属栄養生物 | 10 | タンパク質 | 19, 35 |
| 呼吸運動 | 91 | 重炭酸 | 46 | 【ち】 | |
| 呼吸器官 | 10 | 小規模システム | 5 | | |
| 呼吸鎖 | 28, 32 | 小胞体 | 25 | チェックバルブ現象 | 108 |
| 呼吸商 | 73 | ショランダー | 60 | チミン | 20 |
| 呼吸性アシドーシス | 52 | 自立性 | 8 | 中性子 | 12 |
| 呼吸性アルカローシス | 52 | 仁 | 27 | 沈黙の区間 | 82 |
| 呼吸流量計 | 82, 92 | 進化 | 5 | 【て】 | |
| 五炭糖 | 20 | 真核細胞 | 19 | | |
| 骨髄 | 43 | 心室 | 40 | ティコ・ブラーエ | 1 |
| コハク酸 | 29 | じん肺 | 66 | 定常解 | 88 |
| コペルニクス | 1 | 心房 | 40 | デオキシリボ核酸 | 20 |
| ゴルジ装置 | 25, 27 | 【す】 | | デオキシリボース | 20 |
| 混合静脈血 | 57, 69 | | | デカルボキシラーゼ | 29 |
| コンプライアンス | 101 | 水酸基 | 17 | 天界の報告 | 2 |
| 【さ】 | | 水素イオン濃度 | 44, 45 | 電極法 | 60 |
| | | 水素受容体 | 23 | 電子 | 12 |
| 最上位のサブシステム | 7 | 水素電極 | 61 | 電子雲 | 13 |
| 細胞外液 | 57 | 水素伝達系 | 29, 32 | 電子殻 | 13 |
| 細胞外血管外体液 | 41 | ステップ応答 | 102 | 電子受容体 | 10 |
| 細胞外血管内体液 | 41 | ステロイド | 27 | 電子伝達系 | 32 |
| 細胞外体液 | 41 | スーパーオキサイドディスムターゼ | | 伝達関数 | 88, 101 |
| 細胞核 | 19, 25 | | 25 | 天文学対話 | 2 |
| 細胞呼吸 | 10, 53 | 【せ】 | | 電離 | 16 |
| 細胞小器官 | 18, 27 | | | 電離定数 | 37 |
| 細胞DNA | 28 | 制御 | 8 | 伝令RNA | 27 |
| 細胞内消化 | 40 | 生体膜 | 25 | 【と】 | |
| 細胞内体液 | 41 | 赤血球 | 42, 43 | | |
| 酢酸 | 17 | 絶対嫌気性 | 23 | 同化機構 | 32 |
| サブシステム | 5 | 全血酸素容量 | 62 | 統合指示 | 7 |
| サーミスタ | 93 | 前赤芽球 | 43 | 統合者 | 9 |
| 酸 | 44 | 喘息 | 113 | 独立栄養生物 | 10 |
| 酸・塩基平衡 | 47 | 蠕動運動 | 40 | トリチェリ | 53 |
| 酸化 | 17 | 【そ】 | | 【な】 | |
| 酸化還元反応 | 17 | | | | |
| 酸素 | 4, 43 | 総酸度 | 44 | 内呼吸 | 10 |
| 酸素解離曲線 | 59 | 組織 | 7, 39 | 内部環境 | 39 |
| 酸素含有量 | 62 | 組織呼吸 | 63 | ナノモル | 46 |
| 酸素飽和度測定法 | 62 | 粗面小胞体 | 27 | 軟体動物 | 40 |
| 3リン酸 | 25 | 【た】 | | 【に】 | |
| 【し】 | | | | | |
| | | 体液 | 41 | 乳酸 | 11, 23 |
| 始原生物 | 10 | 大規模システム | 5 | 乳酸発酵 | 11 |
| システム | 5 | 代謝 | 12 | ニュートン | 2 |
| 実効酸度 | 44 | 代謝性アシドーシス | 52 | 【ぬ】 | |
| 時定数 | 102 | 代謝性アルカローシス | 52 | | |
| シトクロム | 32 | 多細胞化 | 7 | ヌクレオシド | 20 |
| シトシン | 20 | 畳込み積分 | 90 | ヌクレオチド | 20 |
| 脂肪酸 | 35 | 脱アミノ反応 | 35 | | |
| 弱酸 | 44, 46 | ダミー変数 | 89 | | |

## 【ね】

| | |
|---|---|
| 熱力学の第1法則 | 36 |
| ネルンストの方程式 | 61 |
| 粘性 | 81 |
| 粘性抵抗 | 81 |

## 【は】

| | |
|---|---|
| 肺 | 56 |
| 肺芽 | 63 |
| 肺気腫 | 99, 112, 114 |
| 肺気量 | 71 |
| 胚細胞 | 65 |
| 肺弾性 | 70 |
| 胚胞 | 64 |
| 肺胞換気量血流比 | 75 |
| 肺胞気 | 57, 70, 71 |
| 肺胞気式 | 73 |
| 肺胞気道 | 112 |
| 肺胞内圧 | 70 |
| 肺胞マクロファージ | 66, 113 |
| パウリ | 13 |
| 破傷風菌 | 11 |
| 白血球 | 42, 43 |
| 発酵 | 11 |
| ハーベイ | 2 |
| バンスライク | 60 |

## 【ひ】

| | |
|---|---|
| ヒッパルコス | 1 |
| 紐形動物 | 40 |
| 秤動運動 | 2 |
| 表面活性物質 | 66, 104 |
| ピリミジン核 | 19 |
| ピルビン酸 | 23 |
| ピロリン酸 | 21 |

## 【ふ】

| | |
|---|---|
| ファラデー定数 | 38 |
| フィブリン | 43 |
| 不均等閉塞 | 108 |
| 副側経路 | 23 |
| ブドウ糖 | 17, 44 |
| ブドウ糖-1-リン酸 | 23 |
| プトレマイオス | 1 |
| フマル酸 | 29 |
| プリン核 | 19 |
| プリンキピア | 2 |
| プロトン勾配説 | 34 |
| 分圧 | 55 |

## 【へ】

| | |
|---|---|
| 平衡係数 | 47 |
| 平衡式 | 47 |
| 閉塞性換気障害 | 112 |
| べき数 | 45 |
| ヘビサイド | 87 |
| ヘマトクリット | 42 |
| ヘモグロビン | 43 |
| ベルナール | 39 |

## 【ほ】

| | |
|---|---|
| ボイル | 3 |
| ボイル・シャルルの法則 | 86 |
| ボイルの法則 | 53 |
| 補酵素 | 23 |
| 補酵素 NAD | 29 |
| ボデープレチスモグラフ法 | 82 |

## 【ま】

| | |
|---|---|
| 膜状肺胞細胞 | 66 |
| マトリックス気質 | 28 |
| マルピーギ | 3 |
| 慢性気管支炎 | 112, 114 |
| 慢性閉塞性肺疾患 | 112 |

## 【み】

| | |
|---|---|
| 水の解離定数 | 45 |
| ミトコンドリア | 18 |
| ——のゲノム | 28 |

## 【め】

| | |
|---|---|
| メタン菌 | 31 |
| メタン発生細菌 | 23 |
| メチルアルコール | 17 |

## 【も】

| | |
|---|---|
| 目標 | 5 |

## 【や】

| | |
|---|---|
| ヤンセン | 3 |

## 【ゆ】

| | |
|---|---|
| 有機化合物 | 12 |
| 輸送系 | 39, 40 |

## 【よ】

| | |
|---|---|
| 溶解度 | 55 |
| 陽子 | 12 |
| 葉緑体 | 18, 25 |
| 予備呼気量 | 100 |

## 【ら】

| | |
|---|---|
| ラグランジェ | 2 |
| ラプラス | 2, 87 |
| ラプラス変換 | 86 |
| ラヴォアジェ | 4 |
| らん藻類 | 10, 18, 25 |

## 【り】

| | |
|---|---|
| リサジュー図 | 96 |
| リッパーシー | 2 |
| リボ核酸 | 21 |
| リボース | 20 |
| リボソーム | 19, 27 |
| 両性イオン | 50 |
| リンゴ酸 | 29 |
| リン酸 | 18 |
| リン脂質 | 26, 27 |

## 【れ】

| | |
|---|---|
| 励起状態 | 33 |

## 【A】

| | |
|---|---|
| ADP | 21 |
| ATP | 21 |

## 【B】

| | |
|---|---|
| Bohr の効果 | 59 |

## 【C】

| | |
|---|---|
| capacity | 71 |
| $CO_2$解離曲線 | 58 |
| COPD | 112 |

## 【D】

| | |
|---|---|
| DNA 糸 | 18, 25 |

## 【E】

| | |
|---|---|
| EMP 経路 | 23 |

## 【F】

| | |
|---|---|
| FAD | 29 |
| Fick の法則 | 76 |

## 【G】

| | |
|---|---|
| GTP | 21 |

## 【H】

| | |
|---|---|
| Hasselbalch, K. | 48 |
| Henderson-Hasselbalch の式 | 48 |
| Henderson, L. J. | 47 |

## 【K】

| | |
|---|---|
| Krogh の拡散係数 | 65 |

## 【N】

| | |
|---|---|
| NaCl | 15 |
| NAD | 23 |

## 【P】

| | |
|---|---|
| $P_{CO_2}$ 電極法 | 61 |
| Pflueger, E. | 82 |
| pH | 45 |
| $P_{O_2}$ 電極法 | 61 |
| proton | 51 |

## 【S】

| | |
|---|---|
| $s$ 関数 | 87 |

## 【T】

| | |
|---|---|
| TCA サイクル | 28, 29 |
| $t$ 関数 | 87 |

## 【U】

| | |
|---|---|
| UTP | 21 |

―― 著者略歴 ――

**小野　功一**（おの　こういち）

| | |
|---|---|
| 1964年 | 北海道大学医学部医学科卒業，医師 |
| 1969年 | 北海道大学大学院医学研究科修了，医学博士 |
| 1969年 | アメリカバージニア大学上級研究員 |
| 1971年 | アメリカ航空宇宙局（NASA）研究員 |
| 1973年 | オーストリア国立グラーツ大学医学部契約教授 |
| 1975年 | 北海道大学医学部第一内科講師 |
| 1987年 | 室蘭工業大学教授 |
| | 現在に至る |

呼吸と代謝
The Respiration and The Metabolism

Ⓒ(社)日本エム・イー学会　2000

2000年11月30日　初版第1刷発行

| 検印省略 | 編　者 | 社団法人　日本エム・イー学会 |
| | | 東京都文京区本駒込5-16-9 |
| | 発行者 | 株式会社　コロナ社 |
| | | 代表者　牛来辰巳 |
| | 印刷所 | 新日本印刷株式会社 |

112-0011　東京都文京区千石4-46-10
発行所　株式会社　コロナ社
CORONA PUBLISHING CO., LTD.
Tokyo Japan
振替00140-8-14844・電話(03)3941-3131(代)
ホームページ http://www.coronasha.co.jp

ISBN 4-339-07142-0　　（藤田）　（製本：愛千製本所）
Printed in Japan

無断複写・転載を禁ずる
落丁・乱丁本はお取替えいたします

# MEをさぐる―医用工学シリーズ

(各巻A5判，全9巻)

■企画世話人　阪本捷房・岩井喜典・小谷　誠

| 配本順 | | 著者 | 頁 | 本体価格 |
|---|---|---|---|---|
| 1.（1回） | これからのメディカルエンジニアリング | 阿部　裕・岩井喜典<br>大島正光・金井　寛<br>斎藤正男・阪本捷房　共著<br>若林　勲 | 200 | 2500円 |
| 2.（2回） | ＭＥ計測機器 | 高島史路著 | 170 | 2300円 |
| 3.（3回） | メディカルイメージングシステム | 的崎　健著 | 248 | 3200円 |
| 4.（4回） | 医用画像処理 | 的崎　健<br>周藤安造　共著 | 178 | 2500円 |
| 5.（6回） | 画像診断 ―基礎と臨床― | 舘野之男<br>飯沼　武　共著 | 190 | 2500円 |
| 6.（5回） | 臨床検査とＭＥ | 山中　學・大久保昭行<br>亀井幸子・毛利昌史　共著<br>赤塚宣治・宇川義一 | 220 | 2900円 |
| 7.（8回） | 診断とＭＥ ―人体を測って診断を考える― | 岡島光治著 | 208 | 2800円 |
| 8.（7回） | 治療とＭＥ | 都築正和・須磨幸蔵<br>竹中榮一・釘宮豊城　共著<br>小野哲章・歌代一朗 | 264 | 3700円 |
| 9.（9回） | 生体磁気計測 | 小谷　誠・内山義則<br>中屋　豊・森　博愛　共著<br>栗城真也 | 202 | 3000円 |

定価は本体価格+税です。
定価は変更されることがありますのでご了承下さい。

図書目録進呈◆

# 臨床工学シリーズ

(各巻A5判, 全20巻)

- ■監　　　　修　(社)日本エム・イー学会
- ■編集委員代表　金井　寛
- ■編集委員　　伊藤寛志・太田和夫・小野哲章・斎藤正男・都築正和

| 配本順 | | | 頁 | 本体価格 |
|---|---|---|---|---|
| 1.(5回) | 医　学　概　論 | 江部　充他著 | 208 | 2500円 |
| 2.(3回) | 基　礎　医　学　Ⅰ | 伊藤　寛志他著 | 228 | 2800円 |
| 3.(7回) | 基　礎　医　学　Ⅱ | 降矢　葵他著 | 274 | 3000円 |
| 5.(1回) | 応　用　数　学 | 西村　千秋著 | 236 | 2600円 |
| 7.(6回) | 情　報　工　学 | 鈴木　良次他著 | 268 | 3200円 |
| 8.(2回) | 医　用　電　気　工　学 | 金井　寛共著 | 254 | 2800円 |
| 9.(4回) | 医　用　電　子　工　学 | 松尾　正之他著 | 268 | 3200円 |
| 19.(8回) | 臨　床　医　学　総　論　Ⅱ | 鎌田　武信他著 | 200 | 2400円 |

## 以下続刊

- 4. 基　礎　医　学　Ⅲ　玉置　憲一他著
- 6. 医　用　工　学　概　論　福井　康裕他著
- 10. 生　体　物　性　多氣　昌生他著
- 11. 医用機械・材料工学　土肥　健純他著
- 12. 生　体　計　測　学　小野　哲章他著
- 13. 医　用　機　器　学　概　論　小野　哲章他著
- 14. 生体機能代行装置学Ⅰ　都築　正和他著
- 15. 生体機能代行装置学Ⅱ　太田　和夫他著
- 16. 医　用　治　療　機　器　学　斎藤　正男他著
- 17. 医　用　機　器　安　全　管　理　学　小野　哲章他著
- 18. 臨　床　医　学　総　論　Ⅰ　岡島　光治他著
- 20. システム・情報処理実習, 電気・電子工学実習　佐藤　俊輔他著

定価は本体価格+税です。
定価は変更されることがありますのでご了承下さい。

図書目録進呈◆

# ME教科書シリーズ

(各巻B5判)

■(社)日本エム・イー学会編
■編纂委員長　佐藤俊輔
■編纂委員　稲田 紘・金井 寛・神谷 瞭・北畠 顕・楠岡英雄
　　　　　　戸川達男・鳥脇純一郎・野瀬善明・半田康延

| | 配本順 | | | 頁 | 本体価格 |
|---|---|---|---|---|---|
| A-1 | (2回) | 生体用センサと計測装置 | 山越・戸川共著 | 256 | 4000円 |
| B-1 | (3回) | 心臓力学とエナジェティクス | 菅・高木・後藤・砂川編著 | 216 | 3500円 |
| B-2 | (4回) | 呼吸と代謝 | 小野功一著 | 134 | 2300円 |
| C-1 | | 生体リズムの動的モデルとその解析<br>—MEと非線形力学系— | 川上 博編著 | | 近刊 |
| D-1 | | 核医学イメージング | 藤林・田口・北村共著 | | 近刊 |
| D-2 | | X線イメージング | 飯沼・舘野編著 | | 近刊 |
| D-3 | | 超音波 | 千原國宏著 | | 近刊 |
| E-1 | (1回) | バイオマテリアル | 中林・石原・岩崎共著 | 192 | 2900円 |
| F-1 | (5回) | 生体計測の機器とシステム | 岡田正彦編著 | | 近刊 |

## 以下続刊

| | | | | | | |
|---|---|---|---|---|---|---|
| A | 生体信号処理 | 佐藤俊輔編著 | A | 生体電気計測 | 山本尚武著 |
| A | 生体用マイクロセンサ | 江刺正喜編著 | A | 生体光計測 | 清水孝一著 |
| B | 心不全のバイオメカニクス | 北畠・堀著 | B | 冠循環のバイオメカニクス | 梶谷文彦編著 |
| B | 身体運動のバイオメカニクス | 石田明允編著 | B | 血液循環のダイナミクスとレオロジー | 菅原・辻編著 |
| B | 生体細胞・組織のリモデリングのバイオメカニクス | 林紘三郎編著 | B | 循環系のバイオメカニクス | 神谷瞭編著 |
| B | 肺のバイオメカニクス<br>—特に呼吸調節の視点から— | 川上・西村編著 | C | 生体リズムとゆらぎ<br>—モデルが明らかにするもの— | 山本光璋編著 |
| C | 脳磁気とME | 上野照剛編著 | C | 感覚情報処理 | 安井湘三編著 |
| D | 画像情報処理（I）<br>—解析・認識編— | 鳥脇純一郎著 | D | 画像情報処理（II）<br>—表示・グラフィックス編— | 鳥脇純一郎著 |
| D | MRI・MRS | 松山・楠岡編著 | E | 電子的神経・筋制御と治療 | 半田康延編著 |
| E | 治療工学（I） | 橋本大定著 | E | 治療工学（II） | 菊地眞編著 |
| E | 人工臓器（I）<br>—呼吸・循環系の人工臓器— | 井街・仁田編著 | E | 人工臓器（II）<br>—代謝系人工臓器— | 酒井清孝編著 |
| E | 生体物性 | 金井寛著 | E | 細胞・組織工学と遺伝子 | 松田武久著 |
| F | 地域保険・医療・福祉情報システム | 稲田紘編著 | F | 臨床工学(CE)とME機器・システムの安全 | 渡辺敏編著 |
| F | 医学・医療における情報処理とその技術 | 田中博著 | F | 福祉工学 | 土肥健純編著 |
| F | 病院情報システム | 野瀬善明著 | | | |

定価は本体価格+税です。
定価は変更されることがありますのでご了承下さい。

図書目録進呈◆